北京成均教育科技发展中心独家配套道具研发

心理拓展实务

主　编　刘视湘　赵　娜
副主编　沈景娟　杨桂华　陈建南
编写者　王红柳　王海匣　贺双燕　董洪杰

首都师范大学出版社
CAPITAL NORMAL UNIVERSITY PRESS

图书在版编目（CIP）数据

心理拓展实务 / 刘视湘, 赵娜主编.
— 北京：首都师范大学出版社, 2015.8
ISBN 978-7-5656-2542-8

Ⅰ.①心… Ⅱ.①刘… ②赵… Ⅲ.①心理辅导
Ⅳ.①R395.6

中国版本图书馆CIP数据核字(2015)第213382号

XINLI TUOZHAN SHIWU
心理拓展实务
刘视湘　赵　娜　主编

责任编辑　王志宇
首都师范大学出版社出版发行
地　址　北京西三环北路 105 号
邮　编　100048
电　话　68418523（总编室）　68982468（发行部）
网　址　www.cnupn.com.cn
印　刷　北京市昌平新兴胶印厂
经　销　全国新华书店发行
版　次　2015 年 12 月第 1 版
印　次　2015 年 12 月第 1 次印刷
开　本　787mm×1092mm　1/16
印　张　13
字　数　248 千
定　价　39.00 元

"积极心理学应用书系"编委会

总 序

积极心理学通常被称为“帮助人类发挥潜能的科学”。1998 年，时任美国心理学会主席的马丁·塞利格曼（Martin E. P. Seligman）将其作为一个新的心理学领域正式提出。积极心理学研究人类的积极心理品质，关注人类的健康幸福，和谐发展。个体幸福是社会和谐的基础。积极心理学不仅为心理学的研究提供了新的方向，也为人类社会的发展贡献了智慧。

塞利格曼提出了一个称为“51”的目标，即全世界的成人中，有 51% 的人可以在 2051 年实现蓬勃人生（flourish life）。为了达到蓬勃人生，就必须有足够的 PERMA。这五个字母分别代表幸福人生的五个元素。

P= 积极情绪（positive emotion）

E= 投入（engagement）

R= 人际关系（relationships）

M= 意义和目的（meaning and purpose）

A= 成就（accomplishment）

值得欣慰的是，塞利格曼认为这五个方面都可以通过学习来加强。这给予了我们编写这套丛书足够多的积极心理暗示。事实上，如果没有好的教材和培训课程，要实现“51”目标只是空想。虽然我们也深知政府和民众对实现蓬勃人生的决心是至关重要的因素，但我们能够做的就是让幼儿、小学生、中学生、大学生、成人先学习这五个方面的活动课程。

借鉴团体咨询、心理健康教育的理论和方法，我们选择了团体心理辅导、心理拓展、沙游疗法、艺术心理辅导、生态心理辅导、游戏心理辅导、心理教育剧等形式，从 PERMA 这五个方面进行活动设计，力求内容准确到位，年龄段涵盖幼儿、小学生、中学生、大学生和成人。之所以采用以团体活动为主的方式，是因为这种方式相较之下更有效率，并且实践性强，形式多样，生动有趣，在学校、社区、政府机构、企事业单位都可以广泛应用。我们认为，2051 年的成年人想要实现蓬勃人生，从现在起就需要学习，让内心充满正能量，为“51”目标的达成做好准备。

每本书的基本框架大致相同。前三章讲述了每种心理辅导形式的基础理论，后五章即 PERMA 的五个方面——积极情绪、投入、人际关系、意义和目的、成就，我们将其重新命名，即积极情绪的培养、投入状态的激发、良好人际的构建、人生意义的探寻、成就体验的营造。然后将所编排的活动归入这五章，使得活动课程的内容清晰明了。

因为活动课程的对象涵盖了中小学生、中职学生和大学生，所以我们学习了教育部《中小学心理健康教育指导纲要（2012 年修订）》《中等职业学校学生心理健康教育指导纲要》《关于进一步加强和改进大学生心理健康教育的意见》等文件。这些文件着重指出要“培养学生积极心理品质，挖掘他们的心理潜能”，这与积极心理学所倡导的思想是吻合的。

上述文件也规定了各年龄段学生的心理健康教育内容。中小学、中职学校心理健康教育的重点是认识自我、学会学习、人际交往、情绪调适、升学择业以及生活和社会适应等方面的内容；大学心理健康教育的重点是自我管理、人格发展、学习成长、人际交往、交友恋爱、情绪调节、求职择业、环境适应等方面的内容。我们专门将活动课程按照中小学、中职学校心理健康教育的内容进行了重新分类，便于中小学、中职学校的心理健康教育教师使用。

这套丛书从有想法到完成，历时两年，是集体智慧的结晶。首先由北京联合大学刘视湘博士提出丛书整体框架和每本书的内容体系，然后由王海匣等人梳理出与 PERMA 对应的每个年龄段的关键词，最后组稿并与每本书的作者讨论撰写方案。感谢作者的辛勤笔耕，他们都是某个心理辅导领域的专家；感谢北京成均教育科技发展中心的刘佳芳、王海匣、赵娜、董洪杰、贺双燕、代丽男、杨静与作者沟通并认真校阅书稿，他们都是心理学硕士并有良好的文字功底；感谢孙艳萍组织北京市部分中小学心理健康教育教师为丛书提供示范课程，他们都是心理健康教育一线专家。这套丛书中引用了大量的文字、表格、图片，不一定全部注明了出处，在此要向这些内容的作者们表示衷心感谢，是因为已有专家学者进行了相关研究，才使得这套丛书的内容显得丰满和充实。

“知者不惑，仁者不忧，勇者不惧。”编写完成这套丛书的过程，如同上了一堂生动的幸福课。有过惑，有过忧，有过惧，慢慢地明白了，慢慢地振作了，慢慢地坚强了。中西文化千年融合，幸运地交集于心理学领域，也算是心理学工作者的福报吧。

郑日昌、刘视湘

前　言

心理拓展起源于二战时期，成长于二十世纪中后期，现已成为一个成熟的训练体系，广泛应用于学校和企业。

我国在二十世纪末引入心理拓展，从世界500强到普通中小学，从高层领导到新员工，都是心理拓展活动的受惠者。在心理拓展活动中，参与者不仅提升了身体机能，而且获得了心灵成长的力量。

本书强调理论与实践相结合，分成两个部分。

第一部分是心理拓展理论，包含三章内容。第一章概述了心理拓展活动，探究了心理拓展概念的来源及发展历程。第二章论述了心理拓展的理论依据，如“学习圈”的内涵以及在心理拓展活动中的应用。第三章介绍了心理拓展活动开展的过程，如活动的前期筹划、活动流程及注意事项等。

第二部分是心理拓展活动，是本书中最具特色的部分，共包含了75个具体的活动方案。活动围绕积极心理学五大主题设计，分成五个板块，即积极情绪的培养、投入状态的激发、良好人际的构建、人生意义的探寻、成就体验的营造。每个活动都包含明确的操作流程、活动目标、活动隐含的心理学知识、注意事项等，避免了培训师为游戏而游戏的窘境。同时为了满足广大教师开展心理拓展活动的需要，书中附有适合不同学段的活动。

这是一本讲述心理拓展实务的书，侧重于心理拓展活动的实际操作，供心理拓展师、企业培训师、心理健康教育教师使用，亦可作为心理学研究生教材。但在实际操作中，使用者需要具备丰富经验或具有合格资质。

本书得以顺利完成，要感谢北京成均教育科技发展中心开发团队的辛勤工作。王红柳撰写了本书第一章至第三章理论部分，赵娜、贺双燕、王海匣、董洪杰编写了第四章至第八章的活动部分，刘视湘、赵娜、沈景娟、杨桂华、陈建南负责整本书的组稿工作。同时要感谢同行的支持与帮助，感谢编写过程中参与活动的老师和同学们。

因为活动课程的对象涵盖了中小学生和中职学生，所以我们学习了教育部《中小学心理健康教育指导纲要（2012 年修订）》精神，按照纲要提出的心理健康教育六方面主要内容，即认识自我、学会学习、人际交往、情绪调适、升学择业以及生活和社会适应，将活动课程进行了重新分类，便于中小学、中职学校的心理健康教育教师使用。

表 1　小学活动分布表

心理健康教育内容	活动名称	
认识自我	活动 46　成功体验	活动 50　多元自我
	活动 47　流星雨	活动 53　护蛋母鸡
	活动 48　勇于认错	活动 60　巧接彩球
学会学习	活动 16　神奇的声音	活动 24　平衡棒
	活动 17　七巧板	活动 26　急速传递
	活动 18　时间巧安排	活动 29　德国心脏病
	活动 19　记忆力大测试	活动 68　旋转足球
	活动 20　创意房屋	
人际交往	活动 32　合作夹球	活动 43　有轨电车
	活动 34　不倒森林	活动 45　驿站传书
	活动 35　集体盖房	
情绪调适	活动 1　心灵音乐	活动 6　出人头地
	活动 2　乐观动物	活动 7　萝卜蹲
	活动 3　碰碰乐	活动 9　“传染病”
	活动 4　五味人生	活动 11　顶针传递
	活动 5　痛打“地鼠”	活动 15　笑容可掬
升学择业	活动 54　各有所长	活动 58　超级大比拼
	活动 57　过呼啦圈	
生活和社会适应	活动 61　可爱猫咪	活动 66　安全逃生
	活动 62　多米诺骨牌	活动 70　杯水千斤
	活动 64　蚂蚁过河	活动 72　夹球接力跳
	活动 65　羊角跳	

注：本表依据教育部《中小学心理健康教育指导纲要（2012 年修订）》提出的心理健康教育六方面主要内容制定。

表 2　中学 / 中职活动分布表

心理健康教育内容	活动名称	
认识自我	活动 46　成功体验	活动 53　护蛋母鸡
	活动 47　流星雨	活动 55　挑战极限
	活动 48　勇于认错	活动 59　地震幸存者
	活动 50　多元自我	活动 60　巧接彩球
	活动 51　泰坦尼克号	
学会学习	活动 16　神奇的声音	活动 25　青蛙跳
	活动 17　七巧板	活动 26　急速传递
	活动 18　时间巧安排	活动 27　吸管无敌
	活动 19　记忆力大测试	活动 28　疯狂的设计
	活动 20　创意房屋	活动 29　德国心脏病
	活动 21　调整进球	活动 30　雷阵
	活动 22　魔方阵	活动 68　旋转足球
	活动 23　高空落蛋	活动 69　打绳结
	活动 24　平衡棒	
人际交往	活动 31　穿越树林	活动 39　终极逃生
	活动 32　合作夹球	活动 40　联体足球
	活动 33　盲人足球	活动 41　无敌风火轮
	活动 34　不倒森林	活动 42　爬云梯
	活动 35　集体盖房	活动 43　有轨电车
	活动 36　神笔马良	活动 44　击鞠大赛
	活动 37　并驾齐驱	活动 45　驿站传书
	活动 38　鼓动人心	活动 56　极速 60 秒

续表

心理健康教育内容	活动名称	
情绪调适	活动 1　心灵音乐	活动 9　“传染病”
	活动 2　乐观动物	活动 10　顶屁股
	活动 3　碰碰乐	活动 11　顶针传递
	活动 4　五味人生	活动 12　炸药
	活动 5　痛打“地鼠”	活动 13　齐眉棍
	活动 6　出人头地	活动 14　超级明星反串
	活动 7　萝卜蹲	活动 15　笑容可掬
	活动 8　放松训练	
升学择业	活动 49　终极能量	活动 57　过呼啦圈
	活动 52　职业归属	活动 58　超级大比拼
	活动 54　各有所长	
生活和社会适应	活动 61　可爱猫咪	活动 70　杯水千金
	活动 62　多米诺骨牌	活动 71　塞车
	活动 63　迷失丛林	活动 72　夹球接力跳
	活动 64　蚂蚁过河	活动 73　野战军
	活动 65　羊角跳	活动 74　火山取水
	活动 66　安全逃生	活动 75　孤岛求生
	活动 67　四足蜈蚣	

注：本表依据教育部《中小学心理健康教育指导纲要（2012 年修订）》提出的心理健康教育六方面主要内容制定。

期望您能从本书中获益，也诚恳期望您在使用过程中提出宝贵意见！

刘视湘

目 录

第一章　心理拓展活动概述

大部分人对拓展训练的认识只停留在户外旅游的层面上，无非就是做个攀岩活动之类的，但人们忽略了它带给我们的心理层面上的成长。“吾听吾忘，吾看吾记，吾做吾悟。”这句话给了心理拓展一个最好的诠释。它的意义在于通过户外体验，触及心灵，促进人们的心理成长，进而迁移到生活工作中，达到改变行为的目标。本章详细梳理了研究者们关于心理拓展的概念，对其进行分析之后提出心理拓展的概念，并对心理拓展的起源及发展进行了详细的介绍。

第一节　心理拓展的基本概念

关于“拓展”一词的由来，钱永健在他的《拓展训练》一书中给出了详细的介绍。他在书中指出：其实“拓展”一词是受英文翻译的“外展”启发，“外展”在新加坡与我国香港等地非常流行，引进内地后，人们考虑到内地人的语言习惯和思维方式，最后取名叫“拓展”，“拓展心胸、拓展意志、拓展人格”之意，它不仅强调在户外做活动，现在有很多活动也在室内进行，但都是围绕体验式培训来做。

目前，研究者对拓展训练的用词不统一，有的使用“拓展训练”，有的使用“心理拓展”，但无论是哪种说法，两者的实质都是一样的，都属于体验式培训。在对其内涵的界定也存在不统一，可以说是“仁者见仁，智者见智”。

陈建翔（1997）对拓展训练的界定为，把受训人员带到大自然中，通过专门设计的具有挑战性的课程，利用种种典型场景和活动方式，让团队和个人经历一系列的考验，磨炼克服困难的毅力，培养健康的心理素质和积极进取的人生态度，增强团结合作的团队意识。

毛振明教授（2005）在其编著的《学校心理拓展训练》一书中提出，拓展训练的基本原则是以户外自然环境为主，体能活动为引导，心理挑战为重点，极限要求为条件，人格完善为目标。

林思宁（2006）在其《体验式学习（献给教育培训师的最佳礼物）》一书中写到，体验式学习（即心理拓展）就是通过精心设计的活动让人们体验或对过去进行再体验，引导体验者审视自己的体验，积累积极正面的体验，使心智得到改善与建设的一种学习方式。

钱永健（2006）在《拓展训练》一书中认为，在课程模式上，拓展训练参照了以Outward Bound为基础发展起来的Project Adventure教育模式，在模拟自然环境的情况下，降低活动风险，体验经过设计的户外活动项目，最终形成了具有中国特色的体验学习体系。

谢智谋（2007）在《体验教育：从150个游戏中学习》一书中认为，心理拓展指一个人直接通过体验而构建知识，获得技能和提升自我价值的历程。

钟启旸（2007）提出，“拓展训练”一词是国内对于体验式教育本土化的认知。在课程模式上拓展训练参照了以Outward Bound为基础发展起来的Project Adventure教育模式。此种类型的教育模式在香港主要称为“外展训练”，在台湾则称为“探索教育”，其他的相关名称还有“体验教育”“冒险户外教学”“主题式冒险教育”以及“突破休闲”等。虽然名称各异，但其所内含的哲学思想与精神目标却大同小异，都是希望个人或团体通过不平凡的经验感悟与体验来达到充分学习，并且获得成长以及享受生命的目的。

马畅（2007）认为，素质拓展训练起源于西方英文outward-bound，意为一艘小船离开安全的港湾，驶向波涛汹涌的大海，去迎接挑战。二战期中，大西洋上有很多船只受到攻击而沉没，大批船员落水，由于海水冰冷，又远离陆地，绝大多数人不幸牺牲了，但极少数人在历经了长时间的折磨后得以生还。后来发现，得以生还的人并不是那些身体最强壮的人，而是那些拥有强烈求生欲望的人。二战结束后，在英国出现了这种模仿真实管理情境，对管理者和企业家进行心理和管理两个方面的outward-bound管理培训。由于它新颖的培训形式和良好的培训效果，被世界各地不同的企业所采用。

王喧立等（2010）也是从拓展训练的起源谈起，认为拓展培训是体验式培训方式，是素质教育的一个分支，它与传统灌输式的教育培训方式有着很大区别。拓展培训利用复杂的自然环境，通过一系列精心设计的项目，让成员在解决问题的过程中达到“磨炼意志、完善人格、挑战自我、熔炼团队”的目的。

任丽杰（2011）认为，团队拓展训练是现代西方国家的一种新兴的教育方式——体验式学习。它是以身体活动为载体，以游戏为活动形式，以挖掘潜能、熔炼团队为目标进而完善人格的学校教育模式。

陶宇平（2013）将拓展训练定义为，是专门配合现代化企业进行团队建设需要而设计的一套户外体验式模拟训练，这是当今欧美、亚洲大型生产企业及商业机构所采纳的一种有效的训练模式。拓展训练通过提高个体认知能力和成功心理，加强团队合作训练以达到对团队精神的培养和团队潜能的挖掘，从而开发人才潜能，形成高绩效团队。

通过以上定义，我们不难发现，研究者对心理拓展内涵的界定角度不同。陈建翔侧重从拓展过程的角度来界定；谢智谋则侧重拓展训练的目标；林思宁强调拓展训练是一种体验式学习；马畅和王喧立都从拓展训练的起源出发，引出其内涵；陶宇平则局限于企业的拓展训练，其内涵的外延性不够；毛振明和任丽杰是为拓展训练下了一个综合的定义。

尽管学者对心理拓展的界定在文字表述上有所不同，但他们都存在共同点，均包括了心理拓展的四个共同要素：切入点、载体、活动形式、目的。以心理认知为切入点，培训拓展的活动形式均为集体游戏，以身体活动为载体，以增强团队凝聚力和提高自信为目标。

以上学者对心理拓展的界定均没有从心理学的专业角度出发，更加强调的是以磨炼意志、挑战自我、熔炼团队为目标。我们认为，心理拓展应以心理发展为切入点，在团体活动过程中，应当注重的是心理的发展。当然，心理发展不是一蹴而成的，但是心理的成长需要个体自己感悟并重视，才能自发地意识到，并能迁移到生活工作中，以达到改变行为的目标。这是心理拓展存在的意义所在。

因此，我们将心理拓展的内涵定义为，心理拓展是以心理发展为出发点，立足于集体活动形式，以体能活动为载体，从而积累成功的体验，以便迁移到生活工作中，改变行为目标的体验式教育模式。

第二节　心理拓展的发展

一、心理拓展的起源

随着心理拓展队伍的壮大，拓展活动频繁出现在我们的视野中。人们不禁要问：难道心理拓展也是一门学科？它的源头在哪里？

关于拓展培训起源的说法比较一致，第二次世界大战期间，大西洋上有很多船只受到攻击而沉没，由于海水冰冷，又远离大陆，而且大批船员裸睡，绝大多数的船员不幸罹难，但仍有极少数的人在经历了长时间的磨难后得救生还。人们在了解了这些生还的人的情况后，发现了一个令人非常惊奇的事实：绝大多数生还下来的人并不是最年轻的，也不是体格最强壮的，反而是那些年龄相对偏大的海员。

很多学者对这一事实结果感兴趣，经过调查发现，良好的心理素质是他们活下来的关键因素。他们有着强烈的求生意志，这与他们家庭生活幸福有很大的关系，通常他们有强烈的责任感，另外他们的团队合作能力也非常强，有很好的团队协调能力。

当遇到灾难的时候，幸存者首先想到的是：我一定要活下去！在他们的心中，当时想的最多的是：相信自己能找到办法，努力让自己平静下来，想办法求救或自救。而那些年轻的海员可能想的更多的是：我怎么如此不幸，这下我可能要完了，我不能活着回去了。也有的船员无谓地浪费了太多体力，活着游离了营救的搜寻区域而没能幸免于难。

德国籍教育学家库尔特·哈恩（Kurt Hahn）博士以此为着眼点，将研究结果应用于对人的生存训练上，尤其以应对海上危机为主。他先后同马克斯亲王、马尔科姆·道格拉斯·汉密尔顿，以“做中学”的理念创办了萨拉姆学校和戈登思陶恩学校。后来英国部队征用了戈登思陶恩学校，哈恩就提议开创一所新型学校，运用“城郡徽章计划”改变年轻人的心态，培养他们的身体素质、事业心、韧性以及激情。于是，他于 1941 年建立了 Outward Bound 学校，这是拓展训练的雏形。学校为年轻人开设了一个月的学习课程，包括小船驾驶训练、要达到合格标准的体能训练、用地图指北针跨越乡村的越野训练、救援训练、海上探险、穿越三个山脉的陆地探险，以及对当地居民的服务活动。

在这所学校里，通过海上、山谷中的磨练可以使这些年轻人得到生活的体验。哈恩倡导的基本理念，即在自然的环境中获得挑战的深刻体验，通过这种体验，个体能够建立起对个人价值的认知，这个小组也会更清晰地意识到人类之间的相互依靠，以及所有人都要关心处于困境和危险中的人们。在这种理念的引导下，Outward Bound 学校一直在发展。

二、心理拓展的发展

关于心理拓展的发展，钱永健在他的《拓展训练》一书中给予了详细的介绍。

1941 年，Outward Bound 学校在英国建立，打开了拓展训练领域的开端。1946 年 Outward Bound 信托基金会（Outward Bound Turst）在英国成立。目的是推广 OB（Outward Bound）理念并且筹集资金创建新的 OB 学校，OB 信托基金会拥有 OB 的商标，掌握着该商标使用许可证的发放。

最先获得 OB 许可证书的是美国。1962 年，乔什 · 曼纳（Josh L. Miner）等建立了科罗拉多 OB 学校。1964 年 1 月 9 日，小威廉 · 斯蒂文斯（William Stevens）等五人创立了 OB 法人组织（Outward Bound Inc.）。随后 OB 组织逐渐发展成为 OB 国际组织。目前其办公地点设在美国犹他州的德雷伯市。

其中，OB 国际组织下属的 Outward Bound School（简称 OBS）已经遍布全球五大洲，有 40 多所分校，这些分校秉承了哈恩的教育理念，成员包括学生、家长、教师、企业员工和各级管理人员。

OB 也得到了教育系统的认可，不仅在普通学校中设立了一些分支机构，被称为“学校中的学校”，而且教学研究人员也对其进行了研究，并以此为基础产生了诸多衍生课程，其中影响力较大的有 PA、EL 外展训练和以问题为本的学习 PBI 等。尤为重要的是，OB 促成了户外体验式教育这一领域的兴起。

在亚洲地区，新加坡最早建立 OB 学校。在此之后，1970 年，中国香港成立了香港外展训练学校，是中国第一个加入 OB 国际组织的专业培训机构，1999 年该组织在广东肇庆建立了外展训练基地，成为该训练组织下属的国内第一个培训基地。

1995 年刘力以“拓展训练”注册了“北京拓展训练学校”，这是最早开始在国内开展课程的培训机构。时至今日，拓展训练在我国已走过了 10 余年，当初的北京拓展训练学校已发展成为拥有多家分支机构的集团。

北京最初的心理拓展培训机构，引领了中国的心理拓展行业市场的发展。它的快速发展吸引了很多投资人的目光。接下来人们纷纷加入心理拓展行业的队伍。据不完全统计，全国拓展训练培训机构已有 300 多家，而参训单位也由最初的外企、MBA 成员发展到国企、事业单位，参训成员从高层领导直至普通员工，以及新员工融入培训。世界 500 强的跨国公司，如通用电器、IBM、惠普等，国内知名企业如联想集团、海尔集团都将心理拓展培训列为员工培训的一种方式。受益于心理拓展活动的人数也在不断增加。

作为教育培训领域的新兴体验式培训方式，心理拓展训练已经纳入中国大学课程体系。1999 年，清华大学率先将体验式培训引入到 MBA、EMBA 的教学体系中，随后北京大学、中欧国际工商学院、中山大学岭南学院、浙江大学、中国工商管理学院、暨南大学等学校的 MBA、EMBA 教育中也纷纷把拓展训练作为指定课程内容。

三、心理拓展的现状

随着体验时代的来临，心理拓展行业越来越受到企业、学校等的青睐，以至于称其为“钻石行业”。但其迅速发展的同时，不免也带来一些问题。

（一）全国各地发展水平不均衡

拓展行业在全国的发展表现为发展速度不一，目前呈现“南方搞同盟，北京搞加盟，北方刚启蒙”的发展格局。南方地区的心理拓展市场已趋于成熟，有很强的行业自律精神，能够为了维护品牌和整体利益，形成行业联盟。中国的第一个心理拓展基地是在北京，在这之后，陆续成立了一些机构，这些机构已经积累了足够多的资本，于是发展战略“从赚消费者的钱转为赚同行的钱”。北方则处于启蒙阶段，这是由于气候、地理以及地区文化差异、思维观念等方面造成的。

（二）各心理拓展培训机构素质水平参差不齐

拓展培训机构的服务质量包括硬件和软件。其中，硬件指培训基地和基础设施的状况。硬件主要涉及的是安全问题。安全问题是培训活动顺利进行的前提条件。近年来，以拓展训练为名的安全事故发生频率有增长趋势，当然户外活动没有绝对的安全，但是处理事故的态度和方式决定了素质水平的高低。有的机构发生安全事故后，采取逃避态度，但有的机构采取正面积极解决的态度。例如，2004 年年底，国内一家户外体验式培训机构发生一起参训成员从训练架上沿爬梯滑落致伤的事故。主要是由于保护成员上下爬梯的“上升器”在特殊情况下无法锁死而未能起到保护作用。该机构的负责人向某心理拓展培训机构负责人及时通报了事故情况及临时补救措施。该公司的做法体现出了很高的行业素质，也让我们知道社会责任高于所谓的“企业面子”。

软件是指培训师素质。作为培训师，不仅要了解安全方面的问题，还要注重在拓展活动中心管理方面的引导。并不是所有的机构都对培训师进行全面的培训，培训师的素质也是参差不齐的。据了解，目前心理拓展机构的培训师多为兼职，大多是高校老师，还有一部分来自企业。这样也造成了对培训师进行管理的难度，同样对培训师实施全面细致的培训也有困难。

（三）心理拓展市场缺少国家统一的规范体系

俗话说：“没有规矩不成方圆。”目前心理拓展市场没有统一的规范体系，即从市场准入、培训器械安全认证到培训师资格认证都没有统一的标准。这就造成了无证上岗、证岗不符的现象比较严重，拓展的质量以及训练的安全都存在严重的隐患。单说拓展质量不合格，顶多给成员造成精力和财力的损失，但是如果安全存在问题，造成的后果就直接危及成员的人身安全。因此，这个问题亟待解决。

四、心理拓展活动现状的对策

（一）加强培训机构内部管理，提高服务质量

1. 提高培训师的综合素质水平

从拓展培训的效果出发，企业在开展拓展训练培训的时候，一方面需要评估拓展机构的专业度、知名度，同时在培训实施之前，对拓展培训老师的选择与甄别也尤为重要。每一次拓展训练中，培训师的授课经验和培训质量直接影响整体的培训质量和培训效果。可见，培训师的素质对于心理拓展行业的重要性。

培训师是一个综合性的职业，需要具备的基本素质大致包括：心理学，必须利用最短的时间了解每一位成员并与成员进行心理沟通，并且在点评时能一针见血；良好的沟通能力，能够用不同的技巧和方式与不同的成员沟通；良好的组织能力，能够将拥有完全不一样思想的成员组织起来完成共同的目标；深入了解项目训练中的不安全因素，用极强的洞察力去发现可能出现的不安全因素，并将其消除；对于培训工具能够熟练应用，例如，九型人格、团队技术、教练技术、平衡记分卡、高效沟通技术等。

近年来，随着培训机构的增多，安全事故发生的频率也在增长。其中，因为培训师的操作失误而引发的安全事故不在少数。例如，2009年，怀柔某知名公司的拓展基地训练，断桥活动致使成员胫骨严重受伤，培训师操作失误是主要原因，新培训师带断桥活动时必须要求成员戴足球护腿板，可以适当降低事故后果。因此，对培训师的培训急不可待。

目前，关于培训师的培训体系还没有建立起来。国家应该加强这方面的规范。首先，培训师上岗前必须亲身经历野外拓展活动，以深入细致地了解活动的每个细节，增加自己的亲身体验；其次，国家应该加大力度建立统一的培训师培训体系。保证每个培训师在上岗前都经过统一的培训，尤其保证培训师对于操作方面的把握，保证成员安全，从而提高培训师的素质。

2. 重视市场营销人员基本素质的建设

专业的拓展培训是一种文化氛围很高的培训项目，因此市场营销人员要具备一定的文化素养。拓展培训行业所面对的客户群体是企业的人力资源部负责人或培训负责人，

还有一部分是外籍人员。只有具备一定的文化素养，市场营销人员才能与客户顺畅地沟通，将拓展培训的理念和独特魅力展示给客户，才能积累和维系客户。市场营销人员还需要具备亲和力，因为拓展培训所倡导的就是人与人之间无障碍的沟通，是人性中最真诚、善良的一面。在与客户交往的过程中，要想让客户认同拓展培训的理念和方式，首先要令客户认可作为拓展培训代言人的市场营销人员。

（二）加强国家对行业的规范，提高行业整体素质

目前，国家在规范心理拓展行业方面做出了一些努力，例如，对拓展场所、拓展相关产品以及管理部门的规范都在筹备中，但有序的规范体系仍未健全。其中，国家相关法规是否完善、行业标准以及法规执行监督机制是否建立、行业主管部门的管理是否顺畅、市场准入资格是否明确等是关键。

目前市场上拓展机构出现了鱼龙混杂的现象，这与市场准入不明确有直接关系。从市场规范的角度来看，只有通过了这一认证的企业，才会被批准进行拓展培训经营项目。市场准入不仅包括行业资格的认证，还包括培训器械的安全性、培训师资格认证。

培训器械的安全性直接关系到参训成员的人身安全，这一点是不容忽视的。据了解，目前我国还没有针对拓展培训行业专门的培训器械认证，现有的标准均以 UIAA（国家登山联合会）、CE（欧洲标准）的认证为基础。但这一认证过程并没有被列入监督体系，因此无法确保所有拓展培训公司在培训设施、装备、器械方面均符合以上条件。

从事拓展培训行业的培训师在数量上已初具规模，但同样存在资格认证的问题。现在还没有出台明确、统一的关于培训师资格认证的制度和体系，保证客户培训安全和培训质量。

参考文献

[1] 钱永健，拓展训练 [M]. 北京：企业管理出版社，2006.

[2] 陈建翔 . 谈谈拓展训练及其对我国基础教育的启示 [J]. 教育研究 , 1997（5）:53–55.

[3] 毛振明，王长权 . 学校心理拓展训练 [M]. 北京：北京体育大学出版社，2004.

[4] 林思宁 . 体验式学习（献给教育培训师的最佳礼物）[M]. 北京：北京大学出版社，2006.

[5] 谢智谋 . 体验教育: 从 150 个游戏中学习 [M]. 桃园县龟山乡: 台湾亚洲体验教育学会出版社，2007.

[6] 钟启旸 , 周详 . 拓展训练的学习理论基础研究 [J]. 江西教育科研 , 2007（10）:20–23.

[7] 马畅 . 素质拓展训练与企业培训 [J]. 商场现代化 , 2007（7）:265-266.

[8] 王喧立，华夏 . 中国古代教育思想中拓展训练的初探 [J]. 经济研究导刊，2010（34）:297-298.

[9] 任丽杰，钱薇 . 大学生团队拓展训练探究 [J]. 教育探索，2011（11）：137-138.

[10] 陶宇平 . 人才培养中的创新方法——拓展训练 [J]. 中国人才 , 2013（6）:271-272.

第二章　心理拓展活动的理论基础

理论与实践是相互依赖的关系。要做好指导的工作就必须充分认识到理论研究的必要性，同时理论是为了实践而存在的，实践经验越丰富，其理论基础越坚实。心理拓展活动的理论同样值得我们重视。在设计拓展活动的各个环节中，都应用到了积极心理学、管理学、认知心理学、教育学等学科的原理。本章将分别介绍情绪唤醒模型、“学习圈”理论、积极心理学三种理论基础。

第一节　情绪唤醒模型

一、情绪唤醒模型理论内容

根据沙赫特 Stauley（Schachter）的两因素情绪理论建立了情绪唤醒模型。情绪是认知过程、生理状态和环境因素在人脑皮层中整合的结果。环境的刺激因素通过感受器向大脑皮层输入外界信息；生理因素通过内部器官、骨骼肌的活动，向大脑输入生理状态变化的信息；认知过程是对过去经验的回忆和当前情况的评估，来自这两方面的信息经过大脑皮层的整合作用，才产生了某种情绪经验。将上述理论转化为一个工作系统，称为情绪唤醒模型。

这个工作系统包括三个亚系统：

第一个亚系统：来自对环境的输入信息的知觉分析。

第二个亚系统：在长期生活经验中建立起来的应对外部影响的内部模式，包括过去，现在和对将来的期望。

第三个亚系统：现实情境的知觉分析与基于过去经验的认知加工的比较系统，称之为认知比较器。它带有庞大的生化系统和神经系统的激活机构，并与效应器官相连。

这个情绪唤醒模型的核心部分是认知，通过认知比较器把当前的现实刺激与储存在记忆中的过去经验进行比较，当知觉分析与认知加工间出现不匹配时，认知比较器产生信息，动员一系列的生化和神经机制，释放化学物质，改变大脑的神经激活状态，使身体适应当前情境的要求，这时情绪就被唤醒了。

根据这个模型，可以认为情绪唤醒对认知的机制是：在外部环境信息和内部环境信息的双重影响下，开始对新信息进行内部处理。内部处理包括回顾以往经历、考虑当前情况和预测未来趋势三个主要方面。而内部信息的处理又直接决定了个体认知比较器的运作。

由此可见，情绪唤醒对认知的影响非常大，首先会影响认知加工的意识，其次是意向和动机水平以及加工处理方式。

二、情绪唤醒模型在心理拓展活动中的应用

关于情绪唤醒模型的应用，很多学者都进行了研究。归纳起来，主要应用在两个方面。首先，情绪唤醒模型在教学实践中得到了广泛的应用。德国教育家第斯多惠 Friedrich Adolf wilhelm(Diesterweg)说过："教学艺术的本质不在于传授，而在于激励、唤醒和鼓舞。"学者也对其做了研究。例如，石定乐（2011）、袁红（2012）等都对情绪唤醒模型在教学中的实践做了详细阐述。他们都认为在学习中最大化地运用情绪唤醒，有利于学习者有效利用学习资源，不仅能较好地掌握学习内容，还能从中得到经验，指导自己今后的学习和发展。

其次，情绪唤醒模型在培训领域引起了重视。在心理拓展活动中，无论是在培训师设计活动上，还是培训场地的自然环境方面，情绪唤醒模型都能对其有一定的引导作用。具体如下：

1. 心理拓展活动场地能够唤醒成员愉快的心情

目前拓展培训场地大部分都选择在郊区，有山有水的地方，这样的做法符合情绪唤醒模型的理论假设。根据情绪唤醒模型理论，情绪唤醒影响人们的认知，而马斯洛 Abraham H(Maslow) 曾说："心若改变，你的态度跟随着改变；态度改变，你的习惯跟着改变；习惯改变，你的性格跟着改变；性格改变，你的人生跟着改变。"美好的风景容易让成员有个放松的心情，这对于培训师来说，是个良好的开端，愉悦的情绪有助于成员对拓展活动的配合，对拓展活动的认知有更深度的加工，认知改变了，就会影响我们的习惯改变，进而性格改变，性格改变了，我们的行为模式就会产生变化，这也就达到

了我们经常强调的心理拓展活动的目的。

2. 在课程设计上，培训师应考虑因个体差异而造成的情绪唤醒敏感度不同

在心理拓展培训活动中，应有针对性地实施情绪唤醒，只有这样才能使情绪唤醒产生最大化效益。

情绪和情感是通过认知活动的“折射”而产生的，也就是指人在过去经验中所形成的愿望与渴求的系统对当前认识活动的影响。客观事物对人的作用必须通过个体的认知过程，而个体的每一次认知活动又受生活实践中积累的知识和经验的制约，并与个体的态度或愿望结合起来。因此，同一事件对不同的人或在不同的时间、条件下出现，可能产生不同的评估或料想，从而产生不同的情绪。因为个体差异和不同的个体经验会导致对情绪唤醒的敏感度不尽相同，同样条件下的某一情绪唤醒对不同的个体效果也会不同。

例如，企业中行政工作人员不可能体会到市场营销人员在完成工程谈判后的成功感；又如一个英语沟通能力较差的学生不可能体会出参加英语辩论大赛后的成功感，无法唤起这方面的快乐情绪。培训师要想有效实施情绪唤醒，在开展活动之前，应当对成员团队做初步的了解，对于情绪唤醒的敏感度做到心中有数，才能将培训效果做到最好。

3. 并非只有正面的情绪才能起到加强认知的作用

培训师在主动应用情绪唤醒时，经常误以为只有积极快乐的情绪才能调动成员的认知。其实，情绪分为正面情绪和负面情绪。自卑、愤怒等负面情绪也能调动成员的积极性。例如，钱永健谈过他的一次拓展经历，有个成员在做断桥项目时，无论他怎么鼓励，就是没有勇气走到桥的另一头，后来因为这个成员的领导说了一句话：“工作做不好，连桥都不敢过，你还能干什么呀？！”正是因为这句话，这个成员出乎所有人的意料，顺利地完成了这个项目。在这个案例中，这个成员是因为愤怒、自尊心受挫等负面情绪的唤醒，调整了自己的认知，克服了自己的恐惧感。因此，在情绪唤醒时，培训师不能有这样的误区：情绪唤醒只针对正面情绪，有时，适当的负面情绪唤醒能够起到意想不到的效果。

第二节 “学习圈”理论

一、学习圈理论内容

（一）基本内涵

学习圈理论最早由美国学者大卫·库伯Davi(Kolb)于1984年提出，他通过评述约翰·杜威（John Dewey）、库特·勒温 Kurt（Lewin）和让·皮亚杰 Jean（Piaget）的学习理论，发现三者的学习理论“在本质上具有重叠性和相同点”。于是，库伯创造性地提出四阶段的学习圈历程，包括“具体体验”“反思观察”“抽象概括”和“主动检验”。

具体体验是一种新的尝试，让学习者完全投入一种新的体验，这种体验在之前没有经历过；反思性观察是学习者对已经历的体验加以回顾和思考；抽象概念化是学习者必须达到能理解所观察的内容的程度，并将其内化，使之成为合乎逻辑的概念；主动检验，指学习者要对这些概念进行验证，并将它们运用到指定策略、解决问题之中去。

学习过程有两个基本结构维度，第一个是领悟维度：一是通过直接领悟具体经验；二是通过间接理解符号代表的经验，这是两个对立的掌握经验的模式。第二个称为改造维度：一是通过内在的反思；二是通过外在的行动，这是两个对立的经验改造模式。在学习过程中两者缺一不可。经验学习过程是不断的经验领悟和改造过程。

（二）基本观点

第一，任何学习过程都应遵循“学习圈”理论，即学习要经历“具体体验”“反思观察”“抽象概括”和“主动检验”四个过程。

例如，小孩对火没有认识，因为好奇把手伸向正在燃烧着的火焰，立刻会因为灼痛而把手收回或惊叫。就该事件进行案例分析，小孩伸手被烫即为当下的“具体体验”，由于疼痛感接着会引发思考：为什么会痛？当产生“刚才发生了什么”或“为什么会这样”的问题时，表示进入到“反思观察”。接着会形成“燃烧的火焰会烫伤人”或“高温的物体会灼伤皮肤”等结论，这时进入到“抽象概括”。能否形成抽象的概念是关键环节，因为它决定了体验事件对当事人是否有价值，它是学习发生的重要标志。否则只是“手被烫伤了一次”而已。以后儿童在碰到类似的场景时，如点燃的火把、沸腾的开水、烧焦的木炭等，会在行为上进行调节而避免被烫伤。这就是“主动检验”。学习的获得不可能只来自于人们的亲身经历即直接经验，还来自于间接经验。无论是哪种经验，只有经过学习圈的四个过程，才能称其为“学习”。人们的知识是在这四个过程不断循环中得以增长的。

第二，学习圈理论强调要重视每一个学习者的“学习风格”的差异。库伯认为，每个人在性格、气质，以及生活、工作阅历、教育知识背景等方面都存在“差异性”，所以每个学习者的“学习风格”是“不一致”的。按照学习圈理论，可以将学习者的学习风格大致分为四类：经验型学习者、反思型学习者、理论型学习者和应用型学习者。库伯认为，这四种类型的学习风格有一定的互补性，并不存在优劣的价值判别。正因为如此，在设计教育和培训项目时要充分考虑到这种差异的存在。

第三，集体学习比个体学习的效率高。俗话说，有一千个读者就有一千个哈姆雷特。集体学习的氛围有助于个体思想火花的迸发，能促进不同个体之间的交流和沟通，个体能够吸收他人的精髓，相互学习，相互成长。

二、学习圈理论在心理拓展活动中的应用

学习圈理论的提出，在世界范围内产生了深远的影响，该理论不仅被广泛运用于教学实践，而且还应用于心理拓展、医学临床等培训领域。例如，严奕峰（2011）从学习圈理论的视角来谈教学实践的应用；谭志红（2011）的研究表明，用经验学习圈理论进行临床带教，能提高护士实习生的沟通能力。

在培训方面，王忠（2005）根据经验学习圈理论，设计并实施了“九点连线”经典培训游戏。它经常用在“团队建设”“创造性思维”“个人心理突破”等主题的培训课堂上。

具体的步骤：培训师在白板上画出或利用投影仪打出 9 个圆点，9 个点分布在一个正方形内。让先前已分好小组的成员用一笔四条直线（笔尖不能提离纸面）把 9 点连接起来，培训师对于每个完成任务的小组记录用时。

训练有素的培训师会把整个培训时间划分成以下四个阶段：

第一阶段：成员们行动起来，参与到解决难题的过程中。培训师在一旁观察此过程，遇到成员提问，仅就规则进行必要的澄清，比如什么是“一笔四条直线”等。当 3/4 以上的小组都正确地完成了任务后，公布正确答案，此阶段结束。

第二阶段：让成员回顾反思刚才解决问题的过程，培训师可以提问“你觉得什么东西阻碍你想出这样一种连线的正确方式？”，或“你觉得什么东西帮助你想到这样一种连线的正确方式？”。培训师在成员发言时，把发言要点进行归纳并记录在白板上。在这一过程中，培训师要对发言的成员进行积极的反馈，并激发未发言的成员贡献更多的要点。

第三阶段：把白板上成员发言的要点进行简要的阐发，并逐步过渡到培训主题上。培训师的技巧体现在这一过渡的自然天成、不着痕迹上，例如在“团队建设”的培训课上，培训师会把成员的发言要点及在游戏中的参与表现引导到“有效团队的特征”这一理论问题上，如目标明确、沟通畅通、热心参与、善于协作、集思广益等。随后，培训师切入了关于团队建设的理论性内容。在此阶段，培训师把成员关注的重点从游戏上升到带有普遍指导性的理论。

第四阶段：此阶段安排在理论讲授完毕之后与此单元培训结束之前。让成员思考这

样的问题："今天的课程对于你今后的工作、学习与生活能带来哪些启示？"随后在课堂上公布成员的思考结果。

"九点连线"培训模式同样可以在心理拓展活动设计上应用，经验学习圈理论同样对心理拓展活动有一定的指导意义。学习圈的四个过程的目的，即能够从某次经验，领悟到其抽象意义，以便迁移到其他类似场景，这与心理拓展活动的过程如出一辙，心理拓展活动是通过体验式学习方式，使成员有所收获，并能将学习到的能力迁移到生活中，以此达到改变行为的目的。

具体来谈学习圈在心理拓展活动中的应用，主要体现在培训师在设计拓展活动课程方面。培训师在设计活动时，应当遵循成员的学习规律，在经验学习圈理论的指导下，依照"让成员获得体验—引导成员进行反思—过渡上升到理论知识—引发成员将培训所得应用于实践"这样4个步骤设计并实施培训，具体来说：

（1）确保培训活动是一个完整的学习过程。培训师在设计活动课程上，要保证设计的环节符合学习圈理论的四个过程。研究证明，如果遵循了这个学习过程，人们的学习更为有效，学习成果保留的时间会更长，也会有利于培养更有效的行为技能。

（2）根据成员的学习风格的个体差异来设计课程。按照成员的特点和需要设计课程，是心理拓展活动取得良好效果的必要条件。经验学习圈理论认为不同的学者有不同的学习风格，在其理论的指导下，培训师设计课程时，必须把个体差异考虑进去，这样可以最大限度地激发成员的兴趣，调动积极性，使培训效果最大化。

（3）重视集体学习的效率。根据经验学习圈理论，集体学习的效率高于个体学习。心理拓展活动属于集体活动，其特点是以心理发展为出发点，关注成员的心理变化。培训师在活动引导中，要注意引导成员把自己的想法分享给大家，重视成员之间的相互交流和沟通，促进成员相互学习，以达到相互成长的目的。

第三节　积极心理学

一、积极心理学的内涵

（一）积极心理学的背景

当代科学心理学自诞生之日起，心理学就被赋予了三项使命：治疗精神疾病；使普通人的生活更加丰富、充实，有意义；发掘并培养人才。治疗精神疾病在相当长一段时间内是心理学者研究的焦点，后两项使命一直被忽视。在经济发达的今天，人们在满足了物质生活的基础上，对于精神生活的需要越来越高。温家宝在2010年3月政府工作报告里面提到，让人民生活得更加幸福，更有尊严。可见，研究如何让普通人生活更加幸福，如何培养人才具有非常积极的意义。积极心理学正是在这样的现实背景下诞生的，它是研究人的力量和美德等积极方面的一个心理学思潮。

（二）积极心理学理论内容

积极心理学（positive psychology）是20世纪末西方心理学界兴起的一股新的研究思潮。最早提出积极心理学概念的是美国当代著名心理学家马丁·塞利格曼。1998年，他就任美国心理学会主席一职时，提出了积极心理学的概念，即用心理学已比较完善和有效的实验方法与测量手段，研究人类的力量和美德等积极方面的一个心理学思潮。随后，越来越多的研究者加入了积极心理学的领域。

积极心理学的定义体现出积极心理学的本质特点——“积极心理学是致力于研究普通人的活力与美德的科学”。积极心理学主张研究人类积极的品质，充分挖掘人固有的潜在的具有建设性的力量，促进个人和社会的发展，使人类走向幸福。积极心理学的研究内容主要集中在三个方面。

1. 积极的情绪体验

积极情绪是积极心理学研究关注的一个重点。目前积极情绪体验研究主要集中在主观幸福感、快乐、爱等积极情绪体验，以及积极情绪与个体身体健康之间的关系上。主观幸福感是指主体主观上对自己拥有的生活状态是自己心目中理想的生活状态所持的一种肯定态度。主观幸福感高的人会满意地对待过去，幸福地感受现在，乐观地面对未来。学者对其研究最多的是主观幸福感的影响因素，如人格因素、生活事件等。

快乐、爱等积极情绪体验研究中，最有影响的理论是弗雷德里克（B.L. Fredrik）提出的积极情绪的“拓展—构建”理论。她认为，某些离散的积极情绪，包括高兴、兴趣、满足、自豪、爱等，都有拓展并构建个体即时的思想和行为的作用，如使个体在当时的情境条件下提高反应准确性、使认知更全面、激发思维的创造性等。在扩展即时资源的基础上，积极情绪还有助于个体建立起长远的、有利于个人未来发展的资源（健康、文化适应力、智力等）。比如说，爱情是一种复合型积极情绪，产生于安全与相互吸引基础之上，获得了满意爱情的个体经常能表现出一些爱的思想和行为，而这种爱的思想和行为能迁移到其生活的各个方面。

2. 积极的人格特质

积极人格是积极心理学研究的另一个领域。人格在日常生活中支持着个体的认知、情感和行为，人格的形成受遗传因素和后天的各种生活经验的影响。积极人格特质主要是通过对个人各种现实能力和潜在能力加以激发和强化，当激发和强化使某种现实能力或潜在能力变成一种习惯性的工作方式时，积极人格特质也就形成了。在24种积极人格的研究中，引起最多关注的人格特征是乐观。乐观能让人看到美好的方面。乐观有时会产生乐观偏差，即判断自己的风险要比判断他人的风险小，盲目乐观而不够现实。这样就产生了矛盾：现实主义会提高成功适应环境的可能性，而乐观则会使我们有比较好的主观感受。为了解决这一矛盾，桑德拉·施耐德（Sandra L.Schneider，2001）讨论了一种“现实的乐观”，认为“现实的乐观”与现实并不相互抵触，因为从原则上说，人们能够做到乐观而又不自欺。这种对于“现实的乐观”的研究是积极心理学很好的注解：使生活更加富有意义。

3. 积极的组织系统

积极心理学关注的第三个重点内容是积极的组织系统。积极心理学把那种能够促使个体获得更多积极体验并易于形成积极人格的环境系统称为积极的组织系统。

组织系统涵括宏观层面（国家、国际）、中观层面（工作单位、社区等，主要涉及个体的生活圈和交际圈）和微观层面（一个人的核心生活圈，主要是指个体的家庭组织系统）。积极心理学的三个层面互相联系。个体通过自身长期而稳定的积极体验形成积极人格。个体行为受情绪的影响很大，一般而言，积极体验较多的人会更多出现积极行为。当一种行为出现多次而成为一种模式固定下来之后，这种行为就具有了人格特征。再加上个体自我内在动机的影响，这种人格行为就会转化为个体人格的一部分。而积极人格一旦形成，个体也可能有更多的积极体验。积极的社会组织系统则为获得积极体验和形成积极人格提供外在环境条件。许多积极心理学家认为创造力更多的是来自后天培养而非与生俱来，天才儿童的产生与其父母和家庭有很大的关系，很多研究者提出了天才儿童的培养方案，例如斯滕伯格（Robert J. Sternberg）等人依据创造性投资理论提出的发展创造性潜能的12种策略：鼓励假设性的质问、允许含糊和不明确、容许犯错等。

二、积极心理学在心理拓展活动中的应用

心理拓展活动的理论基础包括教育学、心理学、管理学等。管理学是拓展培训中培训师内涵及培训价值的重要体现；教育学是拓展培训中教育价值体现的依据和培训技巧的基础；领导学是拓展培训师得心应手的工具和成长的基础；心理学是拓展培训中对个

人研究和分析的基础。

积极心理学是心理学的一个分支学科，从积极的角度出发，研究如何使人类幸福的生活。积极心理学的理念运用到心理拓展培训中，发挥了积极的作用。李丽庆（2011）运用积极心理学的研究成果，提出了积极心理学的培训理念，她认为积极情绪就像一种“酶”，能够带来催化和促进的作用，扩建学习者的认知。培训是一个把成员带进“场”的过程，这个“场”能否“激活”和“扩建”成员的认知水平，在于培训管理者能否培育出一种促进成员积极情绪的氛围。

弗雷德里克提出的“拓展—构建”理论与李丽庆的积极心理学的培训理念类似，都肯定了营造团体积极情绪氛围的重要性。在心理拓展培训中，成员情绪越愉悦，越容易配合培训师，也越容易融入心理拓展培训设计的活动中，培训活动中投入得越多，成员的心理成长就越多，从而有助于提高培训效果。

心理拓展活动的目的在于将在拓展活动中学习到的能力迁移到生活中，以改变行为。积极心理学强调在培训中营造积极的情绪。在心理拓展活动中，成员对积极情绪有了良好的体验，如果迁移到生活中，这种积极情绪能够持续下去，就形成了积极人格。积极人格有助于个体采取更有效的应对策略，形成良性的行为模式，于是就形成了人格和行为的良性循环。这与心理拓展活动的目的相吻合。所以，从某种意义来讲，心理拓展活动也是一种生产式的心理学。它的表现方式在于创造积极的心理，不仅关注人的弱点，还会提升人的优势，给人以正能量，在体验心理变化上，学会自我修复。

参考文献

[1] 石定乐 . 浅析情绪唤醒机制在高职教学中的意义 [J]. 职业时空，2011（2）：35–37.

[2] 马喜亭 . 心理拓展训练在高校积极心理健康教育中的实践探索 [J]. 中国特殊教育，2010, (11): 84–87.

[3] 谭志红 . 经验学习圈理论在护生沟通能力训练中的应用 [J]. 护理学报，2011（16）:29–31.

[4] 严奕峰，谢利民 . 体验教学如何进行——基于体验学习圈的视角 [J]. 课程・教材・教法，2012（6）:21–25.

[5] 王忠 . 员工培训的理论基础：经验学习圈理论 [J]. 人才资源开发，2004（10）:80–81.

[6] 胡月，欧阳姗姗，张竞文 . 积极心理学的介绍与评价 [J]. 商业文化（学术版），2007(10): 129–130.

[7] 崔丽娟，张高产 . 积极心理学研究综述——心理学研究的一个新思潮 [J]. 心理科学，2005（2）：402–405.

[8]Fredrickson B L. What good are positive emotions [J]. Review of General Psychology,1998（3）:300–319.

[9]Peterson C, Seligman M. Character Strengths and Virtues : A Handbook and Classification [M]. Oxford: Oxford University Press,2004:53–92.

[10]Seligman M ,Csikezentmihalyi M. Positive psychology : Anintroduction[J]. American Psychologist,2000（1）: 5–14.

[11] 李丽庆 . 基于积极心理学的培训理念初探 . 继续教育研究 [J]，2011(12):158–160.

第三章　心理拓展活动的过程与方法

心理拓展是以心理发展为出发点，立足于集体活动形式，以体能活动为载体，从而积累成功的体验，以便迁移到生活和工作中，达到改变行为目标的体验式教育模式。由于每个人的心中都潜藏着一个影响我们如何了解这个世界的模式，久而久之，我们对周围事物的认识有了固定的态度，对自身的了解有了固定的角度。心理拓展训练，就是通过个体在特定环境下的亲身感受，重新认识自己。它能把人的身心能力中最优秀、最强大的部分表露出来，在行动中达到巅峰。也能使人看到自己平时不敢承认的优势力量，完善自己的心理品质。对于一个团队，团队成员之间是齐心协力还是钩心斗角，直接影响了团队活动的效率。通过体会心理拓展过程中的经验，去认识自己和了解他人，同时主动纠正自己的心理偏差，对于促进团队内部动力的产生有积极深远的影响。通过心理拓展训练这种既有风险，又有心理压力，还有体能消耗的训练活动，成员会得到不同于平时的经验，当人们回归正常生活时，对一切挑战都可以从容应对。本章主要介绍心理拓展的基本内容、基本过程和基本方法。

第一节　心理拓展的基本内容

一、心理拓展活动的目的

心理拓展训练是一种艺术的教育方法，它不说教，不考试，体现的是身体力行，旨在实现更完美的自我和打造更有生产力的团队。具体说来，包括激发个体潜能、改善心智模式、凝练团队精神。

1. 激发潜能

潜能是隐藏在个体内无法知晓的能力。潜能的发挥一定意义上决定了人和社会的发展，教育和训练的目的就是对潜能的唤醒。人类的每一个进步都是对自身的超越，生命某一瞬间的闪耀和来自灵魂的冲动。正如只有锻炼身体才能获得强健的体魄一样，只有认识抵达人的本性和潜意识，人的潜能才能真正得到启示。

惰性在很大程度上阻碍了我们了解自己天分中沉睡的那一部分，安于现状的习惯、中庸的文化背景都是阻碍潜能得以发挥的因素。心理拓展训练能创造一种情境，通过有计划的活动唤醒人的潜能。

几乎所有的心理现象和心理机能，如注意、感知、记忆、思维想象、情感意志、气质性格、自信心、智力能力乃至考试、竞技中的心理活动水平等，都有潜在发展的可能性。如前文所讲，心理拓展的灵感来自于二战中被袭英国船员的逃生经历。这种经历说明意志力坚强、生存欲望强烈、相当的协作能力能在特殊环境下被召唤。

模拟情境下的心理拓展训练，以高空、半高空和水上项目为主。活动项目本身融冒险与挑战于一体，容易出现恐惧、犹豫、不自信等负面的情绪。身心压力产生的自我挣扎和徘徊不前，会使人产生极点感觉，倘若突破了这个极点，则会出现人们意想不到的潜在力量，获得精神上的突破，人们的认识会达到一个新的层次。

2. 改善心智模式

根深蒂固存在于我们每个人心中，影响我们如何了解这个世界以及如何采取行动的许多假设、成见，甚至图象、印象叫作心智模式。每个人有不同的心智模式，正所谓"一千个读者眼里有一千个哈姆雷特"，"仁者见仁，智者见智"。这种内化的假设影响我们对信息的筛选、认知、记忆和决策。

心智模式易强化不易改变，就像弗洛伊德（Simund Freud）冰山理论中水面以下的部分，人平时能见到的技能也好，行为也好，都受到那些看不见的经历、环境等的影响。心智模式对应于心智的多元性，没有任何一个心智模式是普遍适用于所有现象的，但他们都有一个共同的特点，就是普遍存在缺陷。心智模式与一个人的成长环境、性格、智力有关系，所以有其局限性。

有些学者认为要改善自己的心智模式，需要正视它，并且需要换位思考。心理拓展训练有团体性和反思性的特点，对于改善心智模式有独特的价值。人们在体验活动的同时，大脑会对信息进行一定的评估，评估又影响人们的情绪反应，情绪又会影响人们意志活动的结果。最终活动的成败关系到心智模式的改变，促使其往正确健康的方向发展。

3. 凝聚团队精神

人的本质属性是社会性，人类合作的现象叫作凝聚力，也叫团队精神。它反映的是个体与团体利益的统一。和谐互助的内部环境能够提高团队的效率，尔虞我诈的团队没有前途。现代社会是一个张扬个性的社会，每个人都在追求自我和个性的解放，使自己的个性服从于团体，还要不违背自己的内心，该怎么调和两者的矛盾，是一个重大课题。

影响团队精神的因素不尽相同，但总结起来包括以下几点。首先是团队成员不具有归属感，身在其中和感觉自己身属其中是两个概念。不具有归属感的人，没有主人翁的精神。工作积极性不高，消极情绪还会互相传染。如果成员都存有"当一天和尚撞一天钟"的思想，团队精神就无从谈起。第二点是成员之间协作不良，团队内部缺乏互动和沟通，每个人"各扫门前雪"，虽然看起来每个人都在尽心尽力地工作，但是效果却不佳。合作最能够体现整体大于部分之和，没有合作的组织就没有 1 加 1 大于 2 的结果。

心理拓展训练过程中，各种游戏、活动、角色扮演，促进整个团队成员的交流与沟通，增强团队归属感，在共同的任务目标下，整个团队为达成目标应对外界的挑战和竞争，终将促成团队精神的生成。

二、心理拓展的分类

心理拓展训练从不同的角度可以划分为不同的类别，如按时间分可以分为长课程（一个月）和短课程（三五天或一两课）；按场地分可以分为室内训练项目、场地训练项目、野外训练项目。由于分类标准不一，导致各分类子项之间出现交叉现象。经过对心理拓展理论的分析，我们从以下几个方面进行分类：

1. 按照目的进行划分

按照心理拓展训练的目的可分为自我挑战、团队合作、探究学习三类。自我挑战项目往往采用的是成员体能承受，但对心理承受是巨大挑战的项目。比如空中单杠项目，环境为 10 米左右的空中，跳跃和抓握都相对简单，困难的是成员要挑战巨大的心理压力。团队合作项目致力于打造有凝聚力的团队，往往采用需要合作才能完成的项目，比如盲人方阵、坐地起身等项目。探索学习的训练项目以探索为主，以问题目标为导向，寻找各种解决问题的方法，最终提高学习能力，增强自信心。

2. 按场地进行划分

根据活动场地的不同可以把心理拓展训练分为三种：室内项目、模拟场地项目和野外项目。室内项目有固定的场地，适用于团队和个人挑战，风险值相对较低，常用的项目有信任背摔、孤岛求生等。模拟场地项目是在设定的环境中完成的，风险值适中。野外项目是借助各种工具在郊野完成的团队协作项目或个人挑战项目，地点一般选在群山、瀑布、悬崖边等险要的地方，风险值高，常用的项目有攀岩、蹦极、徒步穿越等。

3. 按内容进行划分

按活动内容可以把心理拓展训练分为陆地项目、军事项目、空中项目、定向越野、水上项目。军事项目模仿军事活动中的情况，使成员在特殊环境下完成挑战任务，比如拯救大兵。空中项目是在离开地面的环境下的一种自我挑战项目，一般对体力要求不高，但对成员的心理是一个极大的挑战。水上项目是指在水面借助工具完成的活动，既适合团队也适合个人挑战。常用的活动项目有冲浪、漂流、水球大战等。

三、拓展训练的特点

拓展训练不同于传统的学习和培训模式，它以成员为主导，培训方式多样化，成员都是在积极上进的状态中体验训练过程带来的心理冲击。所以拓展训练具有以下几方面的特点：

1. 寓“教”于乐

拓展训练的活动和游戏本身带有极强的娱乐性和引导性，所以开心、刺激、新奇、惊险是其首要特点。在这种人们愿意接受并且没有明显“教”的痕迹的活动中，成员更能够在不知不觉中改变自己的认知和态度。

2. 自我教育

训练过程没有大量的讲解和训导，而是采用了许多需要成员亲身参与和完成的活动。这能够最大限度地发挥人的主观能动性，克服平时的惰性和被动。调动自身的潜能，发挥自己的优势，自觉自愿地主动思考，从而起到自我教育的作用。

3. 方式灵活

拓展训练以各种活动作为学习道具，从不出现死板的形式。比如，在团队建立初期，为了让成员之间互相熟悉，打破人与人之间的隔阂，不会采用传统的自我介绍，而是用松鼠与大树、猜猜我是谁这样的破冰游戏。不同的目标有不同的活动，强调“做”，并从中得到感悟。所以“做”的内容不能死板单一，而要灵活多变。

4. 个性与团队共同成长

心理拓展有个人挑战类的训练项目，但大多采用小组训练的方式，整个训练过程也可以说是一个团队磨合和建设的过程。成员在训练的过程中重新认识自己的同时也会重新认识其他人，彼此之间个性的了解、能力的认可对于团队的发展非常重要。拓展训练，就是力图让每一个学习者置身于团队之中，让自己的个性与团队共同成长。

5. 活动有明确的实际意义

拓展训练把思想、知识、技能等抽象的概念融合进认知活动、情感活动、意志活动当中。所有的活动都有具体的操作过程，都能达到明确的实际意义。也就是说，互动活动中产生的体验，更容易迁移到日后的工作和生活中。

我听，我忘记；我看，我记得；我做，我学到；我教，我掌握。心理学研究表明：看到的信息可以记住10%，听到的信息可以记住20%，亲身体验的信息则可以记住80%。心理拓展训练正是运用各种活动，使成员亲身经历，从根本上改变思想，突破自己。

四、心理拓展的意义

心理拓展训练有三方面的意义。就成员而言，通过各个环节的训练，成员可以重新认识自己，发现自己的潜能，对自身有一个重新的评判。增强自信，增强沟通能力，克服惰性。训练中的体能要求，也使身体得到锻炼，增加身体的协调能力。

就参训团队而言，通过团队项目参训成员能够增加团队意识和责任心。提高归属感，归属感能够消解不良情绪，使人平和安宁，对生活充满希望。拥有归属感，能够让自己的个性在共同目标下和谐发展。更能体会协作带来的快乐，产生积极的人生态度。

对于人与自然而言，心理拓展训练使人有机会近距离体会大自然的伟大。自然的风光和险峻，令人心旷神怡，无限崇拜。了解它，使人增长见识；融入它，使人体会人与自然和谐相处的乐趣。

总之，各个环节之间环环相扣，能够使成员有所感悟，并分享感悟，迁移使用这些感悟，才是真正的意义所在。

五、心理拓展的应用

强调“做中学”的体验式学习已经不仅仅局限于传统的教育领域，在心理辅导、心理咨询、拓展训练、企业内训、青少年培训、运动员训练、公务员培训等方面也有广泛应用。

目前心理拓展的应用主要有两类。一是企业员工职业拓展训练，很多企业已经把心理拓展训练作为企业培训体系的一部分，应用于企业新员工入职培训、管理层培训等；另一种是侧重于学校学生能力培养和潜能开发，属于学校领域的拓展教育课程，通常以“拓展夏令营”或“素质拓展”这样的课程方式进行尝试性的引入。大部分高校在新生入学阶段，会对大一新生进行心理拓展训练，帮助新生尽快适应环境，增加团体凝聚力，对自我有更清晰的认知。

第二节 心理拓展的过程

心理拓展和其他的培训学习一样都有实施之前的规划、活动中的流程和活动意义的总结。前期筹划可以使培训师对成员有一定的了解，也可以选择适当的活动内容。对于过程的安排，主要是为了做到心中有数，不仅要对流程进行设计，还要有适当演练，以便熟悉过程，防止由于培训师自身原因导致的意外。意义总结，对于培训师来说是一种反馈，对于能力的提高、经验的积累都有帮助。

一、心理拓展的前期筹划

前期筹划包括收集资料、分析目的、设置活动（选择有效的活动和安排活动时间）、制定培训计划书。

1. 收集资料

培训前的资料收集，是为了更好地选择培训活动，实现培训目标，所以资料收集环节必不可少。资料收集包括两个方面，一是收集成员的资料，包括成员的工作状况、身体状况、人生态度和性格特点，从而分析出成员缺乏的因素，以便设计活动补充这些因素。了解身体状况，是为了排除特殊身体状况的人员，比如高血压、心脏病、恐高症、怀孕等情况不宜参加活动。二是收集活动资料，这一过程确保培训师对活动的流程、规则、安全事项明晰。不同的活动有不同的训练结果，只有选对活动才能达到预期的目的。收集资料阶段对活动资料的收集，可以保证所选活动有的放矢。对活动熟知，能够保证拓展训练过程中不冷场，少犯错。另外，还可以多准备相关的活动，以备不时之需。

2. 分析目的

明确培训目的，才能有的放矢地选择培训项目。有的培训是为了挖掘个人潜能，有的培训更侧重提高团队的凝聚力。还有些特殊群体的培训，比如成员是公司或者企业的管理人员，他们参训的目的旨在提高管理能力。根据不同的培训目的，征求成员的意愿，明确培训的目标。有了明确的目标，培训师的设计就能够有所侧重，对整个流程的操作也有方向可循。

3. 设置活动

（1）选择活动

拓展活动，尤其是一些常使用的经典游戏很多。应该采用哪一个活动？为什么这样选择？选择的活动是否有助于达到培训的目标？这些是最需要深思熟虑的问题。很多活动（游戏）都有可能引发参与者多种不同体验。如果活动的选择没有明确的目的性，会使活动的体验不能够在培训师的控制下进行，从而导致活动的体验结果与培训目标之间形成较大的偏差。因此，培训活动的选择应在确定了培训目标之后进行。对于某一个培训目标，在培训游戏手册中通常可以找到多个活动可以引发相关体验，我们应该在确立培训目标之后确认需要引发的体验，然后再来确定究竟使用哪一个。此外，选择活动的标准除了培训目标之外，还有适应性。选择的活动必须要在某些限制性因素上适应参与者。因此，在确定使用哪个培训活动之前，培训师必须要考虑以下问题：参与者是谁？作为个体和作为一个受训团体，他们目前在培训中需要解决的问题是什么？参与者有多少人？参与者的生理及年龄特点是什么，存在哪些特殊要求？在培训时间、场地、材料上有哪些限制？哪些活动会吸引参与者的兴趣？哪些因素会影响他们的投入状态？

（2）安排时间

选择活动的原则是：要有助于学习，创造有效的学习机会，活动能够被人接受，适宜的活动时机设置。不能根据培训师的主观喜好设计活动，所以活动必须要有发展的余地，安全要在能够保障的范围内，数量符合时间的安排，活动资料要齐全。单纯的外出、旅行、游戏对于团队建设没有建设性的意义，只有那些能够使人在活动中有所发现和感悟的活动，能够使成员接触学习机会的活动才是恰当的。确定活动后，要进行适当的准备，如熟悉活动过程，演练对活动的口头描述，准备相关道具和安全设备等。这些都是培训师在选择活动环节中，应当准备的工作。

活动时间和分享时间是拓展训练的主要构成部分，根据活动的性质分配时间，能够起到事半功倍的效果。如教育意义倾向于理论，分享时间应该短（10 分钟以内），长则无意，成员厌烦浪费时间。恰当的方法是，点到为止。如果活动现实意义较强，可适当延长分享时间。在现实意义较强的活动之后，成员会有很多感悟，要让他们有充分的时间分享，这是一个提高自己、矫正错误观念的绝佳时机。

（3）制定培训计划书

培训计划书包括前期的筹划，也包括时间、内容、分享活动。所有的方面都考虑周全，方案体现在书面上，不仅是培训师负责任的体现，也是活动严谨的体现。下表是训练方案的范例：

培训天数：X 天

培训人数：X 组；共 XX 人

培训时间：XXXX 年 XX 月

时间安排：

X：00	集合。
X：00—X：00	介绍课程、教练、规则、安全等注意事项。
X：00—X：00	破冰活动及热身，组建团队。
第一项活动 XXX：第一组　第二组	
X：00—X：00	成员分享，领队点评。
X：00—X：00	休息时间。
…… ……	
X：00—X：00	成员分享，讲师点评。
X：00—X：00	培养高昂的气势。
X：00—X：00	合影，总结。

活动方案能体现活动的具体时间安排，紧凑细致环环相扣。如果有意外，要有备选方案。如特殊天气突然来袭，就要改户外为室内，成员兴致会骤减。还有成员能够积极地参与，但只图热闹，活动就变成形式化的体验。这都要求培训师提前有所准备。如果操作中不能按计划时间进行，就是考验培训师素质的时候，正如收集资料阶段所说的那样，要准备相关的备选活动，防止流程中的活动提前结束，造成唐突结尾、虎头蛇尾的感觉。

二、拓展训练实施流程

心理拓展训练是一个“体验—分享—整合”不断循环往复的过程，其实施流程划分不尽相同，大致可以划分为以下几个步骤：

（一）建立信赖关系——团队破冰

拓展训练早期首先要建立信赖关系，这种关系在未来的团队活动中非常重要。建立信赖关系最常采用的方法是破冰游戏，即通过游戏打破成员之间的陌生感。还有一种自然破冰的方法，就是让成员在规定时间内与队友相互认识。由于成员性格不一，不建议采用自然破冰法。

其次，拓展训练作为一种体验式培训，强调参与性，每一位参与者都是主角。如何才能让参与者感受到自己是主角？一是感受到自己受到了尊重，二是有亲身体验。

再者，从破冰活动的选择来讲，具有灵活性和针对性的特点。灵活性是指破冰游戏不是一成不变的，它们有各种各样的表现形式，培训师要根据即时情况选择合适的破冰游戏，因此对培训师的活动存储是一个挑战。针对性是指培训师要因材施教、因地制宜地来选择活动，破冰游戏要与预期目标一致。

最后，破冰游戏的效果评估，需要培训师可从以下几方面对参与者进行活动前后的比较：（1）参与者的情绪情感状态是否愉快？（2）参与者的身体接触是否增加？（3）参与者的沟通是否增加，是否敢于提出自己的见解，包括肢体和言语？（4）参与者的投入状态或者专注度是否提高？（5）参与者对培训师的信任感是否提高？（6）团队整体氛围是否变得更和谐？

（二）目标设定——个人项目／团队项目

目标设定是心理拓展训练发挥团队作用的有效因素。拓展活动的进行包括个人项目和团队项目。在每个项目中都有一些特定的困难或问题等待团队成员一起解决。个人项目有偏向心理挑战、提高个人技能、增强个人自信心和勇气的特点。团队项目有增进沟通、增强凝聚力、培养默契的特点。常见的团队项目有很多，比如鼓动人心和无敌风火轮。

1. 团队目标的作用

团队目标是团队成员共同的奋斗方向，是经成员有意识地选择后建立起来的。但不排除定向培训的团队，其目标是自上而下的，需要成员被动参与，并在参与过程中内化为个人目标。其作用可以体现在以下四个方面：

（1）能充分发挥团队成员的才能，促进团队发展，给团队成员以成就感；

（2）为团队的存在提供价值结构体系，作为团队决策的参照物；

（3）可作为评估团队成长的可行性标准；

（4）为团队成员提供一个合作和责任共担的焦点。

2. 形成团队共同目标

心理学家马斯洛说：杰出团队的显著特征，便是具有共同的愿景与目的。在进行团队建设时，要求团队中每个成员都完全认同目标，是很难达到的，而是要求团队成员间求同存异，并尽量达到对团队目标的一致性理解。因此，团队目标的形成是以尊重参与者个体差异为前提，以责任共担为原则的。要形成团队共同目标，可以从如下几个方面着手：

（1）征询团队成员意见

把权力交给参与者，收集团队成员对团队整体目标的意见及建议。一方面，通过积极参与目标的设定，成员感觉是自己的目标，积极性得到充分调动；另一方面，充分了解成员对团体目标的领悟程度，即团队目标对组织的贡献是什么、团队成员在之后应重点关注的事情有哪些、团队成员的个人才能在团队目标达成过程中的发挥程度等。

（2）对获取的信息进行深入加工

在征询团队成员意见之后，就成员提出的各种观点进行思考，对现有团队目标进行修正，不要盲目设置目标，避免对培训效果带来不利影响。

（3）设定团队目标的方法

设定团队目标要遵守 SMART 法则：具体的（Specific）即目标的明确性；可以衡量的（Measurable）即目标的可度量性；可以达到的（Attainable）即目标的可实现性；现实的（Realistic）即目标的相关性；有时间限制的（Time-bounded）即目标的期限实现性。

（4）与团队成员讨论目标表述

与团队成员共同讨论目标表述，是成员对团队目标进行承诺的途径。团队领导者为确保成员将所有观点都讲出来而无所顾忌，可运用一定的方法和技巧，例如六顶思考帽、团体列名法。对于成员的观点，做到求同存异，找出分歧背后的合理性建议，达到团队目标的共享。

（5）确定团队目标

根据"求同存异"的原则：以团队多数成员的意见为主导，形成一个所有团队成员均能接受的最终目标表述。同时为了增强成员的目标责任感，每个成员对于已设定的团队目标要做出承诺，承诺可以是口头的也可以是书面的。

（三）项目挑战——高峰体验

心理拓展训练中慎重地设置了很多挑战极限的项目。人本主义心理学家马斯洛认为人的需要由低到高分为多个层次，处于最底层的关系到生命的存续，是生理的需要，能量最大。处于最高层的能量最小，最不易成功，甚至有很多人终其一生都达不到那个层次，是自我实现的需要。但自我实现的感觉很好，在自我实现的时候能够经历高峰体验。高峰体验形式多样，其核心是：真正认识了自己，在自己身上寻找到自信。因此训练中的极限项目绝不是为了追求刺激，而是为了使成员更大限度地接近自己的内心世界，释放压力，重新塑造自我。体会过高峰体验的人，很容易在以后的生活中主动去创造这种感觉。对于生活和工作都是一种正面的影响。

关于心理拓展训练中具体活动的实施，是以参与者的体验为核心的，换句话说，活动是为激发参与者内在的感受并从中受益。因此，在活动开展的过程中，为使参与者获得充分的"高峰体验"可以参照以下几方面建议：

1. 采取一定的情绪唤醒方法。例如，播放恰当的背景音乐。在平衡棒活动中播放动感音乐，能激发成员身体动觉和积极情绪，从而加快脚步前进。再如，设置竞争情境。

特定情境的设置能激发小组成员的内在行为动力。在竞争压力下，成员在小组合作中找到安全感与归属感。同时成员的被评价意识被激发，行为效率大大提高，进一步熔炼了团队凝聚力。但是为避免小团队主义思想，可再将小团队进行大团体融合。但对成员的情绪要把握适度，避免过于热烈或煽情的氛围使团队成员产生强烈的从众心理和群体催眠效应，而忽略了自己内心真正的情绪情感体验。健康的团体氛围应当是积极的、乐观的，伴随着参与者的不断思考、不断自我学习，在动静相宜的过程中达到培训目的。

2. 培训师随时观察成员的状态，掌握成员的状态才能在培训过程中对其状态进行调整，以保证培训效果。对于学员状态的调整，培训师一方面对自己的状态和培训过程进行改进，另一方面可以采用激励法或点评法给参与者以引导，但引导语言要尽量做到中立，以免参与者产生逆反情绪。

3. 通过一些方式加深“高峰体验”。例如，同一团体在其他成员面前再重新完成一次已成功完成的任务（注意该重复任务时间间隔不能太长）或者挑战难度更高的任务。对成功的重新体验，使参与者“高峰体验”更强烈。又如，活动后进行分享、讨论与反思，成员内心的潜力被激发出来，“高峰体验”随之被充分挖掘。

（四）分享回顾——联系实际

分享应在每个活动完成之后，目的是让成员相互交流自己的心理感受，或与培训师交流。将得到的启示与实际生活联系起来，得到实际意义。最后的回顾总结设计在所有活动结束以后，目的是巩固团队的学习成果。从活动中找到有利于自己的信息，将活动中的激情沉淀一下，与实际生活相联系。

如何做好分享与回顾，以“学习圈理论”为指导。“学习圈”历程，包括“具体体验”“反思观察”“抽象概括”和“主动检验”。分享与回顾主要指“反思观察”、“抽象概括”两个阶段，具体来讲包括：发表、反思和理论提升。

1. 发表阶段

该阶段主要目标是引导成员把自己的体验表述出来与其他人分享。培训师主要运用“漏斗式”的提问方式引导整个回顾。所谓漏斗式就是开放式的提问方式，例如：

（1）个人感受式提问：在刚才的活动中，你最大的感受是什么？

（2）项目评价式提问：活动中你们认为自己的小组做得怎么样？哪些地方可以做得更好？

（3）突出重点式提问：对成员个人表现的提问可将“漏斗”收窄，即将提问范围缩小，如你作为第一个站出来的人，当时是什么感受？尝试失败后你又是怎么想的？

在发表阶段，培训师需要注意：

（1）考虑团队的特点，可以挑选性格外向的成员首先进行回顾，比较内向的成员放在中间，领导放在后面一些。

（2）在这个阶段，应对成员的分享给予回应，常用的方式有：鼓掌、重复、小结等。

2. 反思阶段

该阶段中，培训师的“漏斗”越收越窄，引导成员发掘“行为”背后的态度。从“怎么做的”到“为何这样做”的阶段。这是使项目和现实生活工作相结合的关键步骤。

此阶段通常采用的提问方式有：

（1）陈述事实法：我看到在活动开始，大家站在原地不动，互相沉默了1分钟后才开始行动起来，是为什么？

（2）直接提问法：坚持对活动有什么影响？

（3）联系法：这和我们平时的生活有什么联系？

（4）反思法：所有人都没有成功过关，问题出在哪里？

（5）隔山打牛法：为照顾成员内心感受，对活动中出现的问题不直接进行披露，而是通过故事或案例的方式来引出。

3. 理论提升阶段

这个阶段，培训师主要根据培训目标和成员活动过程中的表现和活动所诉求的学习点结合，给予理论模型或者指导。时间一般为5分钟，两个左右要点为宜。在这个阶段通常采用归纳总结法，故事、案例引导法，对比法。

（五）结果反馈——解决问题

心理拓展训练的效果取决于解决实际问题的效率。培训结果有两种反馈方式，一是培训评估，主要包括成员的满意度，团队的行为有效程度和个人的行为有效程度。一是培训效果反馈，有口头反馈、书面反馈也有企业团队内刊的媒体反馈。反馈的内容主要有对培训师的意见、对培训方式的意见等。所有的评估和反馈都是为了将培训的思想运用于实际工作中。具体可参考第四节心理拓展的评估。

第三节　心理拓展的方法

心理拓展训练的方法主要是“先行后知”的体验活动，在发展的过程中经历了不同的模式。也在操作过程中，产生了不同的技巧。心理拓展训练也有其特别的思维工具，思维工具对于人本身来说具有完善自我的功能，对于一个心理拓展训练来说，也关系其成败。

一、心理拓展训练模式的发展

随着心理拓展训练的不断发展，其训练模式也在随之完善。心理拓展的训练模式经历了山野模式、强化模式、隐喻模式三个阶段，每种模式有其自身的理论基础和特点。

1. 山野模式

山野模式又称“让山说话”，顾名思义，整个训练过程领队不参与引导和处理，所有的体验和收获都来自活动本身。这种模式是心理拓展最原始的模式，主要体现的是心理学流派中的行为主义，行为主义强调“刺激—反应”的过程，即有机体的行为反应都由刺激引起。相应的，成员在拓展训练中体验到的新认知都由训练过程中的刺激产生。

山野模式的培训内容包括体能训练、野外生存训练、海上探险等。首先将成员置于特定的环境中，进行分组，使成员融入特定的人文环境。然后给成员分配任务，在挑战任务的过程中，会出现身体不适应和惯有的人际关系失调等问题，为了完成任务需要进行新的构建，并将这种新的构建转化到生活和学习中去。不断的刺激，不断的强化，最终会引起人们行为上的“习惯”。

然而，“让山说话”模式的前提假设是成员的行为反思、观察同伴的行为以及同情心都是已经具备的能力，成员会在活动后自动反思、理解并转化到学习和生活中。对于这种自动转化的效果，学术界存在一定的争议，有些行为主义心理学家也认为，有一定的引导会使强化行为效果更好。

2. 强化模式

第二阶段的强化模式是在山野模式的基础上加入了言语引导，注重团队讨论，强调培训师作用后形成的。这种模式常见于二十世纪七八十年代的户外拓展训练中，深受美国社会心理学家库特·勒温群体动力学研究的影响。勒温认为，新的情境会产生一个新的概念，新的概念会引起一种具体体验，对于具体体验的观察和反思会形成抽象概念与结论。在观察与反思过程中，团队成员的感悟、反思与分享将化解对立与冲突，形成积极的协调一致的概念。反映了新行为主义强调机体能动作用的观点。

训练过程同山野模式类似，先进入特定的自然环境，然后进行分组，给予任务。所不同的是在挑战任务的过程中可以进行一些语言的引导，在任务完成后进行小组的分享与感悟。然后将共同分享所得感悟，迁移到日常生活中。

强化模式中已经有隐喻的使用，但是对隐喻功能的认识不足，没能使成员在隐喻体验过程中进行体验转换。

3. 隐喻模式

在强化模式的基础上选择最恰当的时间运用隐喻来促成体验的转换，形成了第三阶段心理拓展模式——隐喻模式。隐喻是从一个具体的概念域向抽象概念域的系统映射。可见隐喻是一个思维问题，而不是一种修辞手法。隐喻模式最重要的是隐喻环境的设置，这决定了成员在此环境中能多大程度地认识到潜意识里的问题。环境设置包括前期评估、简短导言导入、双重约束技巧规则、体验的首位效应四个要素。此模式主要运用了前文提到的“体验学习圈”理论。此理论借鉴了约翰·杜威、库特·勒温和让·皮亚杰的学习理论，将体验学习阐释为一个：具体的体验—对体验的反思—形成抽象的概念—行动实验—具体的体验的过程。

隐喻模式的过程首先要对成员群体进行系统的前期评估，发现其存在的典型问题，构建与之相对应的挑战项目及导言内容。然后利用“矛盾论”制定项目的双重性约束规则及任务目标，进而引导成员完成整个项目的体验，进而在日后的生活、工作中运用。隐喻思想最先在乔治·莱考夫（George Lakoff）和马克·约翰逊（Mark Johnson）的《我们赖以生存的隐喻》一书中提到，这种革命性的观点推进了认知语义学的发展，如今隐喻模式是心理拓展训练的常规模式。

二、心理拓展训练的培训技巧

1. 破冰技巧

训练开始初期可能有些成员没有参与的积极性，也可能有人对培训师抱有怀疑的态度，甚至有人对于身处陌生环境与不明身份的人接触有所抵触。如何打破这种局面就是培训师该掌握的重要技巧——破冰技巧。

破冰技巧是要让每个人都有参与的机会，要鼓励人们主动参与，尤其要注意成员中那些面部僵硬不愿与人接触的成员。常用在破冰环节的游戏有串名字、猜猜我是谁等。培训师的技巧是，让每个人都感觉自己是主角，让他们能感到被尊重，让他们亲自体验。体验使人放松戒备，能更好地融入团队。

破冰小游戏——快乐呼啦圈

工具：呼啦圈。

时间：15~20 分钟。

规则：游戏以几个组之间比赛的形式进行。每组一个呼啦圈，每个小组的全体成员必须逐个通过呼啦圈一次，比一比哪个小组最终所用的时间短。经过几轮游戏后，分享心得。

回顾：目标和行动统一，言行一致才能走向成功。

2. 组建团队技巧

心理拓展训练的主要方法是体验，在什么当中体验是十分重要的，所以组建一个新的团队关系到后边的训练活动的顺利进行。一般情况下，以前相识的人会自动组团，但是这不利于整体的训练效果。因为两组之间自始至终处于比较的状态，无法体会彼此之间的合作。要打破这种熟人结组的缺点，可以通过培训师分组。培训师分组不能过于强硬，应当体现随机组合的原则。比如常用的方法有报数分组、扑克分组等。

分组小游戏——扑克分组

准备：首先根据人数初步确定组数，按照组数保留扑克的花色，如分四组，那么梅花、方片、红桃、黑桃都要保留，数目与人数对应。

时间：5~8 分钟。

指导语：妥善保管你领到的牌，不要让别人看到。可做神秘状，让人感到新奇。

宣布结果：每种花色代表一个团队，看看你属于哪一队。

这种方法既可以打破熟人结组，又有一定趣味性，是一种很实用的分组方法。

3. 讲解的技巧

为使活动有序进行，也为了避免不必要的意外状况，活动之前的讲解非常重要。讲解内容包括活动步骤、规则、器材如何使用、怎样自我保护等。要求培训师讲解简洁高效，时间控制适中，长则使人厌倦，短则无法详尽。还要有趣生动，幽默对于调节气氛、缓解紧张是至上法宝。语速适中，语调平和。讲解是否到位可以即时进行反馈，鼓励不明白者提问，力求最大限度地表达清楚训练的要求。

4. 感性工具运用技巧

活动中出现意外状况在所难免，不管是面对极端的成员，还是面对失败后士气的挫败，利用培训师的感性工具都能有助于团队的协作。

培训师运用感性工具的技巧包括肢体语言、眼神交流、思想交流和培训师的个人魅力等。沟通很重要，当成员遇到困难时，给他时间思考，给他眼神鼓励，都会极大地激励成员。适当地利用肢体语言会有事半功倍的效果，如信任地拍拍肩膀、鼓励握拳等。人们在交流时信息的来源 20% 依靠文字本身，80% 依靠肢体的传达，所以恰当的感性工具运用，能够维护团队的和谐。

5. 分享与讨论技巧

分享与讨论过程中可能会涉及多个层面的问题，但主要包括三个层面：一是团队层面，焦点在于团队发生了什么。例如：沟通、目标达成等典型话题。此过程注重成员的情绪波动。二是人际关系层面，焦点在于个人相互间的关系状态。但由于个人之间在认知、价值观和沟通方式上的差异，该层面的沟通较难掌控。因此要预先建立起一个良好的沟通氛围和一致性原则。三是个人内在层面，该层面的探讨往往会涉及个人过去的生活或工作经验，从而引出深层次的对内在自我的了解，以及价值观的认知与调整。

一般来说，培训师针对某一次活动引导参与者去分享与讨论要经过三个核心步骤。即发生了什么？有何启示？应该怎样做？。值得注意的是，分享与讨论不要局限于活动本身，而应与参与者的现实状况联系起来。培训师可通过结构化的问题引导，帮助参与者将活动体验链接并转化成对现实生活有意义的东西。常见的几种引导问题有：

（1）发生了什么？要求详细陈述活动过程中实际发生了哪些事情。目的在于帮助参与者回忆与培训目标有关联的体验。例如，谁做了第一个放弃的人？你们组的排列顺序是什么？

（2）为什么发生？要求对活动中发生的现象进行分析，对活动体验进行合理解释。例如，大家在活动中的这种行为说明了什么？你为什么这样做？

（3）应该怎样做？旨在认识到对活动过程中发生的情况应该采取的行动、态度或者改进措施。例如，如果再有一次机会，你会怎么做？如何才能建立起信任？

（4）现实生活、工作或学习中是否有类似的问题？利用类比的方法将活动中的体验与反思和参与者现实工作生活相联系。例如，你是否遇到过类似问题？

（5）如何对于生活、工作或学习中类似的问题进行改进？这是参与者将体验转化为现实的关键。例如，有什么可以对平时工作中的人际管理有帮助？

（6）什么（某些概念）是什么？参与者通过这一解释过程在自己原有的经验体系之上来构建新的概念，实现内部经验体系的统合。例如，什么是情绪管理。

三、心理拓展训练的思维方式

心理拓展训练的思维方式意图使心理与体能相结合，使成员收益最大化。培训师在训练过程中运用到多种思维工具，多种思维工具的使用是促成一场成功培训的基础。

1. 观察

培训师对现场气氛、成员反应的观察，决定了下一步训练的走向。气氛不浓烈要调动大家的活动积极性，有没有融入团体的成员要及时将他带到团队中。这都需要培训师要有敏锐的观察能力。

2. 联想

培训是在特殊环境下进行的，既不同于平时的工作，也不同于日常的生活，要在这种环境中得到有助于工作生活的启示，必须激发成员联想的能力。如在生活中遇到这种挑战的活动，你是退是进，是迎难而上还是退而自保呢？

3. 对比

心理拓展训练过程中会有不同的活动，但这些活动的设计都围绕之前设定的统一目标。所以在不同的活动中寻找共同点，使成员一步一步接近最终目标，对比是一个水到渠成的水渠，它在过程中不断把不同活动起到的共同作用归并在一起，引导人们形成最终的士气。

4. 躯体

詹姆斯—兰格情绪理论认为，人之所以有情绪反应是因为躯体反应导致的。虽然在后期的情绪理论发展中，詹姆斯—兰格理论有其不足之处。但不能否认的是，情绪的产生确实与躯体的反应不无相关。心理拓展依靠躯体的活动，产生感情状态，躯体思维的最终目的是感染成员。必要的时候培训师的亲身示范也能使成员获得成就感。

5. 层次

整个培训过程应该是有层次的，从最开始的严肃谨慎，到快结束时的放纵狂欢。人们可以尽情地体验成功将至的快乐，不拘束，不压抑，使人们最大程度地接触自己的本真状态。这是一个过程，像爬山，刚开始时坚定地一步一个台阶，到快接近巅峰时的情绪激动，是把人的认识推向巅峰的过程。

6. 抽象

心理拓展训练以心理挑战为基础，特点是把抽象的感觉具体化。但还存在许多训练活动无法展示的复杂问题，不能通过亲身体会获得。这时，就要利用抽象的解说，使成员明白。这种思维方式叫作“抽象的思维方式”。

7. 综合

不同的成员有不同的要求，有不同的目的。将所有思维方式综合在一起，能够帮助人们实现目标，也能使培训师在整个培训活动中游刃有余。

心理拓展训练的基本内容涵盖了训练的类别、目的、方式、模型、技巧等方面。对于一次成功的培训来说，效果是评价标准。但效果也一定建立在对培训过程的了解、对培训意图的把握上。所以，对于相关内容的把握十分必要。

第四节 心理拓展的评估

心理学研究表明：阅读的信息，可以被记住10%；听到的信息，可以被记住20%；而亲身经历过的事情却可以被记住80%。心理拓展训练作为一种体验式培训方式，有着其本身独特的优势，使成员在培训中习得的能力更容易迁移到生活和工作中。但是，即使培训环节实施得再完美，如果没有培训效果评估的数据支持，培训效果也难免显得说服力不够充足。因此，培训效果评估就显得非常重要。

一、心理拓展训练评估的意义

心理拓展训练作为培训重要方式的一种，被企业和学校所青睐，其重要性毋庸置疑，但培训效果如何，很多学校和企业的培训师“虎头蛇尾”，只重视培训前的准备和培训实施阶段，忽视了培训的真正效果和实效性。尤其是心理拓展训练，比如，培训中学生的团队合作能力，并不是一时就能产生效果的，需要更多的行为经验积累，这就更需要对心理拓展训练进行效果评估。

效果评估的重要性体现在以下几个方面：

1. 对于培训机构来说，心理拓展训练评估结果有助于他们完善培训计划，使每一个培训项目精益求精。只有在不断的摸索、不断的反馈中，培训的质量才能得以提升。对于培训师来说，正确的反馈也是积累经验的过程，在不断的自我调整中得到提升，从而提高培训质量。

2. 对于成员来说，及时而准确的反馈可以使他们习得的行为得到正强化，从而真正习得某种行为能力。具体来说，从成员的角度出发，他们应该知道自己培训后的进步在哪里，有了培训前后的差异，才会成为以后努力的动力。

3. 对于成员的直接领导来说，当他们知道心理拓展训练使他们的学生或员工在学习和工作中发生了良性的改变时，他们就会肯定培训的效果，这对于心理拓展训练的更加普及起到了很好的宣传作用。

总之，从培训机构、成员、成员的直接领导三个角度出发，都能体现出心理拓展训练评估的重要性。既然效果评估的重要性不容忽视，那么如何对心理拓展训练进行评估呢？

二、心理拓展训练评估的方法

目前国内外运用最广泛的评估方法为四层次经典评估模型，这是柯克帕特里克

（Donald l. Kirkpatrick）于1959年提出的。该模型提出了评估培训效果的四个评估层次：反应层、学习层、行为层和结果层。

1. 反应层评估

反应层评估是成员对培训满意度的调查，具体包括对培训内容、培训讲师、培训方法、培训材料、培训场地和设施等的意见调查，此层次主要是在培训时进行的，可以通过培训讲师的随堂观察、同成员的访谈或者问卷调查来实现评估。下面举例说明如何通过问卷调查来实现反应层的评估。

例如，某公司在对员工进行心理拓展训练评估时，编制了《团队活动满意度评价量表》，具体的问卷项目包括学会主动向别人表达自己的意见、表示喜欢这项培训、学会主动关心别人、表示对自己越来越了解、对自己越来越有信心、乐意分享自己的经验、觉得这种团队训练有意义、训练让成员之间相互信任且坦诚、喜欢培训师的培训方式九个维度，让学员在每个维度上评分，评分范围为1~10分，平均分大于5分表示明显的正向改变。此问卷通过数据分析就可以评估成员对心理拓展训练的总体评价、场地氛围、对培训师的认同度、对个人表现满意度、对培训目的的认可度。

2. 学习层评估

学习层评估，即成员在知识、技能或态度等方面学到了什么，一般在培训后进行评估，最常使用的是单向的笔纸测验、问卷调查，也可以采用课后作业、心得报告的形式进行评估。

在学习层评估中，重要的环节是如何设计测验问卷。问卷设计者首先要对心理拓展训练的目的和各个培训项目的目的做到心中有数，其次要掌握和重视在每个培训项目完成后集体的讨论和培训师的引导过程，只有这样，才能掌握培训在知识、技能、态度方面要求的精髓，能够完整而到位地设置问卷项目。

3. 行为层评估

行为层评估，即成员的工作和学习行为方式有多大程度的改变。通常在成员培训后3个月进行，经常使用技能测试等问卷调查法，或者观察法来评估成员行为层次上的变化。

行为层评估要比其他层次评估困难得多，也需要更加科学的方法，并要考虑多方面的影响因素。在实际操作中，多以观察法为主。例如，在企业中，来自同事、领导的评价作为行为改变的重要指标。因此，在把握此层次评估时，因为不同的人有不同的想法，尽量做到客观地评价成员的行为改变。

4. 结果层评估

结果层评估，即通过诸如质量、数量、安全、销售额、成本、利润、投资回报率等可以量度的指标来考查，看最终产生了什么结果。一般是培训后半年或一年后追踪调查。此层次评估通常采用绩效评估、观察、对比分析法等。

结果层评估一般在企业中较为常见。例如，企业某个销售部门进行了执行力方面的心理拓展训练，在培训半年或一年后就可以对整个销售部门进行绩效评估，进行培训的销售部门的业绩是否比培训前显著增高，与其他部门相比是否有提高，这都可以作为结果层评估的指标。

当然，除了柯克帕特里克的四层次经典评估模型外，还有多种评估方法。例如，Phillips 五级投资回报率模型、Kaufman 五级评估模型、CIPP 模型、CRO 模型、目标评价法、绩效评价、收益评价等。尽管这些评估方法有所不同，但他们只是关注的角度不同而已。培训效果的评估是很复杂的管理活动，因此，并没有一个标准的固定模式来衡量培训评估，不同类型的心理拓展训练需要根据不同的情况，有侧重地选择某种评估方法。

参考文献

[1] 臧道祥，林军 . 企业管理户外拓展训练全书 [M]. 北京：地震出版社，2012.

[2]Bacon, S.B （1987）. The evolution of the outward bound process. Greenwich, CT: Outward Bound.

[3] 郑秀丽，林立权 . 拓展训练 [M]. 长春：吉林出版集团有限公司，2010.

[4] 王倩 . 心理拓展训练理论初步研究 [D]. 江南大学 . 教育学原理，2012.

[5] 马喜亭 . 探索高校心理健康教育发展的新模式——北京航空航天大学心理健康教育 20 年发展回顾 [J]. 北京教育（德育）,2009（1）:44-46.

[6] 马喜亭 . 心理拓展训练在高校积极心理健康教育中的实践探索 [J]. 中国特殊教育 ,2010(11).

[7] 高飞 . 心理拓展训练探讨 [J]. 西南交通大学学报（社会科学版）, 2006（3）: 108-111.

[8] 马红艳 . 心理拓展训练的意义分析 [J]. 河南农业 , 2011 （8）: 43-44.

[9] 谢恩杰 . 论高校体育课程改革新内容—野外拓展训练 [J]. 首都体育学院学报 .2005(5):109-110.

[10] 邓丽娟 , 王晓明 . 高校体育教学中开展心理拓展训练的意义 [J]. 中国市场 ,2007（52）:155-156.

[11] 樊富珉 . 团体心理咨询 [M]. 北京：高等教育出版社，2005.

[12] 林思宁 . 体验式学习 [M]. 北京 : 北京大学出版社 ,2006.

[13] 钱永建 . 拓展训练 [M]. 北京 : 企业管理出版社 ,2006.

[14] 陶宇平 . 学校拓展训练 [M]. 北京 : 人民体育出版社 ,2008.

[15] 李金芬 . 拓展训练 [M]. 北京 : 中国水利水电出版社，2010.

[16] 华东师范大学哲学系逻辑学教研室 . 形式逻辑 (第四版) [M]. 上海 : 华东师范大学出版社，2009.

[17] 毛振明 . 学校心理拓展训练 [M]. 北京 : 北京体育大学出版社 ,2004.

[18] 张宏如 . 拓展训练理论与实务 [M]. 北京 : 企业管理出版社，2007.

[19] 胡珍芬，陈玉阁 . 培训效果评估怎么做？ [J]. 中国劳动，2006 (7) :53-54.

[20] 杨凤仙，张黎青 . 几种培训效果评估模型的对比分析 [J]. 中国电力教育，2008(S3):228-229.

第四章　积极情绪的培养

活动 1 心灵音乐

【活动简介】

“心灵音乐”活动包含心灵独奏、心灵合奏两部分，成员通过即兴乐器演奏，创造音乐以达到体验不同情绪、调节心理的作用。

【活动目标】

了解各种不同的情绪，并且学会悦纳积极和消极情绪，合理面对自己的各种情绪。

【心理学依据】

研究表明：良性的音乐能提高大脑皮层的兴奋性，可以改善人的情绪，激发感情，振奋精神。同时有助于消除心理、社会因素所造成的紧张、焦虑、忧郁、恐怖等不良心理状态，提高应激能力。在传统教育中，我们会经常告诉儿童“不许哭，哭不是乖孩子”，或者“不许发脾气，发脾气是坏孩子”等。在孩子幼小的心灵中会认为哭、生气都是不好的，只有高兴、笑才是好的。但是，有研究发现，消极情绪——愤怒、恐惧或悲伤，是我们应对外界威胁的第一道防线，促使我们进入战斗准备状态，让我们更好地应对外界环境。情绪是每个人面对事物产生认知后的一种体验，无论是积极情绪还是消极情绪都应该被我们自己接纳。用语言告诉孩子正确接纳自己的积极情绪或消极情绪对低龄孩子是有困难的。心灵音乐活动，通过演奏各种乐器来表达不同的情绪体验，可以使成员认识到不同情绪存在的必要性，从而接纳自己的情绪。

本活动设计依据是即兴式音乐疗法，通过个体和团体治疗活动，来帮助成员认识、澄清、确定和分析他（她）们在音乐活动中产生的情感，建立起有助于心理调节的行为。

【活动对象】

6岁以上。

【活动道具】

情绪乐器；情绪光盘；坐垫。

【方法与流程】

指导语："积极情绪，如高兴、兴奋、感激等情绪体验有助于消除心理、社会因素所造成的紧张、焦虑、忧郁、恐怖等不良心理状态，提高应激能力；但是，消极情绪并不是一无是处的，研究发现，消极情绪——愤怒、恐惧或悲伤，是我们应对外界威胁的第一道防线，促使我们进入战斗准备状态，让我们更好地应对外界环境。情绪是每个人面对事物产生认知后的一种体验，无论是积极情绪还是消极情绪都应该被我们自己接纳。而音乐能帮助我们表达各种情绪，更好地抒发内心的感受，同时可以训练我们对各种情绪的感知。这个活动是让大家通过即兴乐器演奏，创造音乐来体验不同情绪。期望大家在活动中开放自我，来更好地抒发自己或感知他人的情绪，你会更多地发现这个活动中的乐趣。"

1. 分组：培训师将成员分为4组，每组6人左右。每个成员挑选一件自己喜欢的乐器，按小组围成一圈坐好。

2. 培训师播放情绪光盘后，请成员分享感受，引导成员接纳自己的各种情绪并学会合理表达。

3. 活动第一部分：心灵独奏

培训师向成员展示每种乐器的音色。请每个成员用自己手中的乐器演奏，来表达出自己此时的心情，如高兴、哀伤、愤怒等。时间1分钟左右。请每个小组派1~2名成员代表进行分享。

4. 活动第二部分：心灵合奏

（1）培训师请各小组成员讨论要表达的主题，并尝试合奏。

（2）小组成员根据确定的主题进行合奏表演。

（3）由其他成员猜测所表达的主题是什么。各个小组依次进行。

5. 活动结束后，培训师指导成员分享感受。

总结：在活动中，不同成员的乐感与情绪表达可能有很大的差异，培训师要对表现很突出的成员予以肯定与表扬，同时要注意鼓励表现不佳的成员放下负担，强调说明游戏贵在参与，只需用音乐来抒发表达自我内心的感受即可，不用过于在意音乐的形式。

【规则与要求】

1. 活动人数：每组 6 人，总组数不限。

2. 活动时间：20~30 分钟。

3. 活动场地：宽阔场地，以塑胶操场或草坪为宜。

4. 注意事项：

（1）若成员年龄小，自控力弱，要注意活动过程中的纪律维持，告诉成员要注意安全，同时要尊重别人用乐器表达出的各种情绪感受。

（2）对于年龄较大的成员可选取几段表达不同情绪情感的乐曲进行赏析。

【探索与分享】

1. 自己演凑完音乐之后是什么感受？

培训师引导成员在每次演奏完后，分享自己当时的感受。让成员体验自己及他人所表达的不同情绪，成员辨别积极和消极情绪；更重要的是要让成员体验演奏完，情绪表达后的心情。明白不管是积极还是消极情绪，都应该接纳它，并用合理的方式来表达。

2. 集体演凑完之后又是什么感受？

即兴合奏为参与者提供了一个安全愉快的人际交往环境，让他们逐步恢复和保持自己的社会交往能力。通过音乐和语言交流来表达、宣泄内心情感，在情感交流中相互同情、理解和支持，在各种情绪情感困扰和痛苦得到缓解的同时，获得自我表现和成功感的满足，从而增加自信心和积极的自我评价，促进心理健康。

3. 为什么同样一种音乐，每个人的感受不同？

在聆听过程中，由于个体经验的差异，导致产生的音乐联想不同，从而激发出不同的情感体验。在诉说情绪情感体验时，相同或类似感受的成员间能产生共鸣与相互支持。对于特殊体验的成员，培训师及时给予积极回应或关注。

活动 2 乐观动物

【活动简介】

和人类一样，动物也有情绪周期，并且有自己的发泄方式，例如非常温顺的亚洲象，在每个月的发情日里，会时而暴躁，时而低落，眼睛流出“眼泪”，独自在角落里“面壁”，脾气上来的时候，用鼻子喷水，甩泥巴。当他们情绪好时，他们会扬起鼻子勾一勾伙伴或是闲庭漫步。从动物身上，人类可以学习一些情绪调节的方法，但不能像动物那样采用不合理的暴力行为。“乐观动物”活动是让成员模仿动物的声音和动作，通过该活动可以让成员体验情绪在问题解决中的强大作用，更可以训练幽默和乐观的情绪。

【活动目标】

让成员体验积极情绪；训练成员幽默和乐观的情绪。

【心理学依据】

心理学家曾做过这样一个实验：将小白鼠分成两组，第一组放在一个盛满不透明液体的池子里，液体下面有座小岛，但小白鼠们看不见。它们拼命游泳，直到游到小岛上。第二组小白鼠被放在没有小岛的池子里，它们拼命游泳直到筋疲力尽。经过多次实验后，又把两组小白鼠放在同一个没有小岛的池子里。结果，第一组小白鼠满怀着找到小岛的希望，坚持游泳的时间是第二组的两倍，而第二组小白鼠很快就放弃了。实验表明，受到积极前景鼓励的小白鼠采取了乐观的思维；而另一组则学会了某种悲观的思维，导致了行动上的“无能”。情绪有正性与负性之分。有些正性情绪，如兴奋、好玩、幽默可以激发人的创造力，而许多负性情绪，如痛苦、焦虑、恐惧则会阻碍人的创造力的发挥。每个人都有因成功或失败而导致情绪波动的经历。

【活动对象】

6 岁以上。

【活动道具】

动物卡片；秒表。

【方法与流程】

指导语：“情绪有正性与负性之分。有些正性情绪，如兴奋、快乐、幽默可以激发人的创造力，而许多负性情绪，如悲伤、抑郁、恐惧则会阻碍人的创造力的发挥。我们每个人都可能经历过因成功或失败而导致的情绪波动。下面这个游戏就是带大家体验情绪在问题解决中的强大作用。同时训练我们幽默、乐观的情绪。这个游戏要求我们大家一起做，或许会偏离你一贯的社会行为，但相信通过几次尝试你就能沉浸在忘我的快乐之中。游戏的内容是要你学动物园里动物的叫声。”

1. 分组：培训师将成员分组，每组 6~10 人。

2. 排列：成员围成两圈而站，一组站内圈，一组站外圈。两组成员面对面站好，培训师站在圆心。

3. 分发道具：培训师站在中心位置，让每位内圈成员随机抽取一张动物卡片后回到原来位置，同时让与之相对的外圈成员也看到卡片上的内容。

4. 活动规则：培训师发出开始口令后，内外圈相对的两位成员彼此盯着看，目光不能转移，同时大声学抽到卡片上的动物叫声，至少10秒钟。10秒过后，内圈成员向右移动一位，跟新的搭档重复上面的步骤，直到回到原来的位置。

培训师可以持秒表进行时间监控，每隔10秒发布一次移动口令。

5. 难度升级：培训师让每位内圈成员再次随机抽取一张动物卡片后回到原来位置，并让与之相对的外圈成员看到卡片上的内容。当培训师发出开始口令后，内外圈相对的两位成员彼此盯着看，目光不能移动。这次不仅要大声学抽到卡片上的动物叫声，还要用肢体动作来表演该动物的典型特征，至少10秒钟。10秒过后，内圈成员向右移动一位，跟新的搭档重复上面的步骤，直到回到原来的位置。

6. 活动结束，成员分享感受。

总结：在游戏中，成员会发现自己或同伴有很强的模仿能力，有些夸张与创造性的表现使大家的目光时不时集中到某几个成员身上。这些成员是有幽默潜质的，可以给予积极鼓励。对于不能充分表现的成员要从他们内心的感受出发给予积极引导。

【规则与要求】

1. 活动人数：每组5~12人，总组数不限。

2. 活动时间：20~30分钟。

3. 活动场地：宽阔场地。

4. 注意事项：

（1）如果分几组进行，每组需要选出一名培训辅助者代替培训师站到小组圆圈中间，任务是发放动物卡片和维持秩序。

（2）在活动中培训师可以自由发挥，根据自己的观察选出最佳模仿者与大家分享。

（3）游戏开始时会有成员不好意思，培训师应积极鼓励。

（4）成员之间距离可以相对宽松一些，以方便肢体表演动作的展开。

（5）培训师注意维持活动进行时的秩序。

【探索与分享】

1. 在这个简单的游戏中，你的感觉如何？你是否感到既幽默有趣又有些尴尬？

成员作为表演者，开始时可能会有些拘束；作为观看者，会被对方滑稽的状态逗得捧腹大笑。通过成员间的互动，会发现有些成员具有较强的模仿能力和幽默感。培训师可选出这类成员作为代表给大家表演。

2. 你是否注意到好玩和幽默的情绪有助于你在这个游戏中创造性的发挥，可能会使你灵机一动，模仿出种种出人意外的叫声，获得满堂喝彩，或者逗得大家捧腹大笑？

在刚开始，成员受尴尬心理影响，动作表情会有些忸怩，模仿动物往往是基于该动物的一个典型特征。当游戏进行一轮之后，往往会把自己打开，充分展现自己的创造性。比如一个成员模仿老虎，开始时只是双手做抓挠动作，嘴里“嗷嗷”发音，当游戏进行一轮之后，他开始模仿老虎走路和伸懒腰，并将母老虎和公老虎的动作差异生动地表现出来。

3. 游戏中你最大的收获是什么？

成员在谈收获时，可能是快乐的情绪体验，如，从来没有笑得这样肚子痛；也可能是对自己或其他成员有了新的认识，如，从来没有发现某某原来有这么好的表演天赋。

活动 3 碰碰乐

【活动简介】

“碰碰乐”活动是让成员穿上大肚球，扮成大肚子，然后在划定的区域内进行碰撞比赛，被撞出区域的成员则失去比赛资格，最后留下者获胜。成员通过该游戏体验不同的情绪变化，并学会情绪调节策略。

【活动目标】

让成员体验快乐、紧张、失落等不同情绪，并学会调节自己的情绪。

【心理学依据】

愉快的情绪是一种内在的力量，这种力量有助于身心健康的发展；相对的，生气的情绪会对个体的健康造成伤害。美国生理学家艾尔玛·辛吉斯（Elmar Hingis）曾经做过一个简单的实验，研究情绪对健康的影响。他将一支支玻璃管插在摄氏零度、冰与水混合的容器里，以收集人们不同情绪时呼出来的“气水”。结果发现，心平气和时呼出来的气，凝成的水清澈透明、无杂质。如果生气，则会出现一种紫色的沉淀物。研究者将这“生气水”注射到小白鼠体内，几分钟后，小白鼠竟然死了。情绪体验调节是情绪调节的重要方面。当体验过于强烈时，个体会有意识地进行调整。研究发现，不同情绪体验有着不同的情绪调节过程，可采用不同的策略：悲伤时采取寻求帮助策略；愤怒时采取问题解决策略。通过设置碰碰乐的游戏情境，让成员感受和体验快乐或失落的情绪，并学会调节自己的情绪。

【活动对象】

6 岁以上。

【活动道具】

大肚球；绳子（15 米）。

【方法与流程】

指导语：“在观看或参与竞技类比赛时，我们通常会有非常强烈的情绪体验。随着活动的进行，我们可能会体验到快乐、激动、紧张或失落、愤怒等情绪，不同的情绪在带给我们不同感受的同时，也会对我们的健康产生一定的影响。积极情绪是一种内在的力量，这种力量有助于身心健康的发展；相对的，消极的情绪会对个体的健康造成伤害。而当体验过于强烈时，个体会有意识地进行调整。情绪体验调节是情绪调节的重要方面，不同情绪体验有着不同的情绪调节过程，可采用不同的策略。这个活动是通过设置碰碰乐的游戏情境，让成员感受和体验快乐或失落的情绪，并学会调节自己的情绪。”

1. 准备：将绳子放在地上围成一个大圆圈，大圆圈中放有 4 个大肚球。

2. 分组：培训师将成员分为 4 组，每组 6 人。每轮活动都要求各组选出一名组员。

3. 选出的成员参加竞赛（不可重复参加），比赛共进行六轮。

4. 培训师讲解活动规则：参加竞赛的 4 名成员进入大圆圈，套上大肚球后双手握住把手。当培训师发出开始口令时，圈内 4 个成员要努力把其他组队员撞出大圆圈。最后留在圈内者获胜。

5. 六轮活动后，留在圈内人数最多的组为获胜组。

6. 活动结束后，组织成员分享他们在活动中的感受。

总结：本活动是通过比赛的形式来调动成员各种较为激烈的情绪体验，或兴奋或失落。不同成员情绪体验的强度及外在表现形式存在很大的差异，培训师要注意观察他们在活动中的具体表现，对于那些情绪体验过于强烈或消极情绪持续时间较久的成员给予一定的提醒、引导，并鼓励大家互相分享进行情绪调节的小窍门。

【规则与要求】

1. 活动人数：每组人数不限，组数 4~6 组。

2. 活动时间：20~30 分钟。

3. 活动场地：宽阔场地，塑胶操场或草坪为宜。

4. 注意事项：

（1）在室外选择比较软的地面，以防摔伤。

（2）提醒成员握好大肚球的把手，同时要注意安全问题。

【探索与分享】

1. 在互相撞击时，你的感受是什么？

成员的性格不同，开始玩这个游戏时会有不同表现。有进攻型成员，比赛开始就会采取猛烈攻势；有保守型成员，比赛开始比较退缩，以防为主，只要自己不被撞到圈外或撞倒就行；还有策略型成员，会根据圈内人数进行攻守分析，根据时机采取适当的行为策略。培训师可根据观察，采访不同类型成员的心理感受。

2. 当你被撞出圈外时内心感受如何？

被撞出圈外时，有的成员会有失落感，由失败引发；有的成员会有放松感，因为不再承担团体责任。培训师可以从在圈内和圈外的情绪差异的角度，引导成员自我调适。

3. 整个活动从开始到结束你都有什么情绪体验？是如何调节或变化的？

培训师要引导成员体会撞击中的快乐情绪，并通过分享各自在活动中调节自己情绪的经验，让成员学会如何调节自己的情绪。

活动 4 五味人生

【活动简介】

“五味人生”游戏中，包含识别表情、猜表情和情境表演三个环节。通过该活动，成员可以了解不同表情所表达的不同意义，增强对表情的识别与判断，学会用表情表达情感，促进他们情绪情感的健康发展。

【活动目标】

认识不同表情，了解不同表情代表的含义；学会用表情表达自己的情绪及通过表情识别他人情绪。

【心理学依据】

研究发现人类大约有 7000 多种表情，而跨文化研究证实面部表情存在共通性，其中有 7 种基本情绪，它们分别是：快乐、悲伤、惊讶、恐惧、厌恶、愤怒和轻蔑，而 7000 多种表情是这 7 种基本表情的演化。美国心理学家保罗·艾克曼（Paul Ekman）在面部表情的研究中提出了面部动作编码系统，他在人脸上发现 43 种面部表情的动作单元，这些动作单元之间可以自由组合，来呈现不同的面部表情。例如，当快乐时，我们的面部表情是额头平展、眼角出现笑纹、眼睛闪亮、脸颊上提、嘴角后拉上翘如新月；悲伤时眉毛下垂、眼角下塌、两眼无光、嘴角微微下拉。随着社会的不断发展，人际交往的重要性不言而喻。这就要求每个人不仅要通过情绪来及时、准确、有效地表达自己，获得他人理解，还要通过识别他人的情绪来了解他人，从而促进沟通，形成和谐的人际交往氛围。

【活动对象】

8 岁以上。

【活动道具】

表情图片；人生情境卡片。

【方法与流程】

指导语："不同的感情带给我们不同的内在体验，同时每种感情都有自己独特的面部表现：快乐时，我们的面部表情是额头平展、眼角出现笑纹、眼睛闪亮、脸颊上提、嘴角后拉上翘如新月；悲伤时眉毛下垂、眼角下塌、两眼无光、嘴角微微下拉。准确、有效地识别他人的表情，了解不同表情所表达的不同意义，同时能够有效地使用不同的表情表达自己，以获得他人的理解，可以促进情绪情感的健康发展，获得良好的沟通效果，形成和谐的人际交往氛围。下面的游戏就是让大家通过看图片或他人表现猜表情，来认识、识别不同的情绪，让大家体验不同情绪的表现方式，以增进对不同情绪的了解。"

1. 分组：培训师将成员分为 4 组，每组 6 人。各小组成员围成圈站好。

2. 识别表情：培训师向成员展示表情图片，要求成员说出所表达的情绪是什么。以小组为单位，请组内的每个成员做 2~3 个表情让其他组成员来识别所表达的情绪是什么。然后共同讨论人们表达同一种情绪时，表情有什么共同点。每组派一名代表在全体成员面前来展示。

3. 猜表情：培训师要求每组的成员在展示表情时，用一张白纸挡住自己的面部，瞬间移动白纸只露出双眼，用纸盖住眼睛以下部分。这时让其他组成员来猜一猜表达的是什么情绪。如果无法猜出，移动纸张把其他面部部位逐渐露出来，继续猜测。

4. 情境表演：培训师给各小组分发两张人生情境卡片。各小组成员根据情境卡片上的要求进行表演，培训师提醒成员注意表情要表演到位，请其他成员观察，并进行评价。

5. 成员分享活动中的感受，培训师小结。

总结：这是一个通过观看表情图片或他人的表演来猜测不同情绪的活动，活动要求成员有较高的参与度，同时要求培训师注意营造和保持一个轻松活跃的氛围，并注意观察成员在活动中，尤其是在情境表演中的表现，对成员在活动中的表现给予及时、积极的反馈。

【规则与要求】

1. 活动人数：每组 6 人，组数不限。

2. 活动时间： 30 分钟。

3. 活动场地：宽阔场地。

4. 注意事项：

（1）在活动开始之初，成员在做各种表情时，可能会有些拘谨，培训师要参与到活动中去做各种表情，起到榜样作用，以免影响活动效果。

（2）成员在活动时所用的情绪词语，培训师要客观对待，如“酷”“衰”，只要成员表达意思明确，培训师要能够接纳。对于用词不当之处，培训师可用其他词语转化，但要注意鼓励表扬，不要批评指责。

参考词：

欢欣鼓舞、兴高采烈、扬眉吐气、眉开眼笑、七窍生烟、勃然大怒、愤愤不平、恼羞成怒、怒发冲冠、敬而远之、缩头缩脑、神色黯然、愁眉苦脸、痛哭流涕等。

情境卡片：

1. 一个小朋友看到小狗很害怕，跑到妈妈身后。

2. 一位老爷爷和一位老奶奶面对面笑得合不拢嘴。

3. 小男孩打碎了花瓶很伤心。

4. 一位男士开着汽车很高兴。

5. 小女孩丢了钱包大声哭泣。

6. 一位男士暴跳如雷。

7. 两个女孩子在窃窃私语。

8. 两个男孩子为获得冠军庆祝。

【探索与分享】

1. 在猜表情时，你的感受是什么？

在活动过程中培训师要启发成员感受不同表情所表达的不同心情，所以当看到他人有不同的表情时要理解他人当时的心情。同时还要注意引导成员多关注表情，而不要去过多指责别人的表演。

2. 你是用什么方法进行表情识别的，是怎样的判别过程？

活动结束时，培训师需要强调，除了面部表情外，还有语调表情、身体姿态表情，都可以表达一个人的情绪状态，所以需要成员们多观察、多体验，学会用表情表达自己的情感、识别他人的情感，更好地与他人沟通。

活动 5 痛打“地鼠”

【活动简介】

“痛打‘地鼠’”游戏中每次 7 人扮演地鼠，1 人打地鼠，“地鼠”背对“打鼠人”依次呈弧形排列，而“打鼠人”站在圆心处，离每个“地鼠”的距离是一样的，当“地鼠”站立时，“打鼠人”要在规定时间内，尽可能多地击打“地鼠”。整个活动氛围紧张激烈，同时伴有躯体活动，让参与成员更好地体验情绪的变化。

【活动目标】

体验情绪变化，收获快乐心情；在压力情境下，使自己保持积极情绪，化解消极情绪。

【心理学依据】

情绪是人对客观事物是否符合或满足自己的需要而产生的一种主观体验，是人类最复杂的心理过程之一。学会识别情绪并合理调控情绪对于自身的发展极其重要。良好的情绪不仅是维护心理健康的重要保证，而且是促进身体健康的积极因素，同时有助于提升社会交往能力，建立和谐的人际关系。

【活动对象】

12 岁以上。

【活动道具】

宣泄锤；绳子（2 米）；呼啦圈；秒表。

【方法与流程】

指导语：“情绪是人类最复杂的心理现象之一，可分为积极情绪和消极情绪两大类，积极情绪可维护我们的身心健康，有助于建立和谐的人际关系，是我们在日常生活中需要增加与强化的体验。本活动是让大家通过打地鼠的游戏，来产生不同的情绪体验，对自己和他人的情绪进行感知识别，同时调节自己的消极情绪体验。”

1. 场地设置：将绳子围成半径为 1 米的半弧形，在弧内圆心处放置呼啦圈。

2. 分组：所有成员分成 3 组，每组 8 人。各组轮流进行。

3. 每组 8 人中，7 人扮演地鼠，1 人扮演打地鼠的人。

4. 扮演地鼠的 7 人均匀地站在弧内侧，背对弧心；打地鼠的 1 人站到呼啦圈内，手拿宣泄锤；其他组站

痛打“地鼠”示意图

到弧外侧帮助数“地鼠”站直的次数和打地鼠的次数。（痛打“地鼠”示意图）

5. 活动开始，“地鼠”开始连续做蹲、起动作（起来时必须站直），当“地鼠”站直时，呼啦圈内成员迅速拿宣泄锤砸“地鼠”头，但脚不能跨出呼啦圈，如有出圈扣除 1 个次数。

6. 每组活动时间 5 分钟。5 分钟时间内组内自由调换谁来打地鼠（尽量保证每人都有机会）。

7. “地鼠”尽量多地做蹲、起动作；呼啦圈内人尽量多地打“地鼠”。此处培训师可以设置规则为：做蹲、起动作最多者有机会由地鼠升级为打地鼠的人；同样，有限时间内打地鼠次数超过规定次数才能继续做打地鼠的人，例如 1 分钟内打地鼠 10 个。

8. 五分钟后，换其他组进行。

总结：“打地鼠”是一个需要参与者高度集中注意力，并快速做出反应的活动，整个活动充满良性互动，使每个成员产生不同的情绪体验，由于个体的归因方式或关注点的不同，他们的情绪体验可能会有很大的不同，培训师需注意引导成员进行更多的积极体验，并提供或让大家分享一些情绪调节的方法。

【规则与要求】

1. 活动人数：每组 8 人，组数不限。

2. 活动时间：20~30 分钟。

3. 活动场地：宽阔场地。

4. 注意事项：

（1）活动过程注意合理安排另外两组的成员帮助计数。

（2）注意时间分配，培训师可以设置其他游戏规则。

（3）培训师在活动开始之前可征询参与成员的意见：打地鼠时可以接受打身体的哪一个部位。本活动中打地鼠的头部仅为举例，请慎重考虑。

【探索与分享】

1. 在比赛过程中，你都体验到哪些情绪?

扮地鼠和打地鼠的成员经历的情绪体验不同，培训师可分别进行采访。为使成员理解对方的情绪，可进行角色互换。

2. 当你总是被打到时，如何调节自己的情绪?

总是被打的地鼠心态不同，有的成员可能认为这样很好玩，自己被打到的时候自己高兴，其他成员也高兴，具有表演倾向；也会有一些成员感到无奈和挫败。培训师以积极情绪调整为榜样，对消极倾向的成员给予引导。

3. 扮演地鼠和打地鼠两种角色时心情有什么差别?

通过角色交换，让成员体验情绪的变化，从而了解情绪调节的作用，并学会识别自己的情绪。

活动 6 出人头地

【活动简介】

“出人头地”活动是通过猜拳，经历由鸡蛋到凤凰的成长过程。通过反复进化与退化，让成员体验情绪的变化，进一步学会识别不同的情绪，了解情绪对人的影响。

【活动目标】

引导成员认识不合理的观念对情绪的影响；学会识别自己和别人的不同情绪；了解情绪对人的影响；学会调节情绪的方法和途径。

【心理学依据】

情绪体验是一种对多种信息源产生的复杂感受。犹他州立大学教授阿斯平沃尔（Aspinwall）调查表明，有幸福感的人，容易记住更多快乐的事情，有时他们记住的甚至比实际发生的还多；而常常将不好的经历都忘了。相反，抑郁的人对两种事件的记忆都很好。有幸福感的人认为，如果他们成功了，是证明自己有能力；如果他们失败了，只是因为运气不好，相信失败很快就会过去。有幸福感的人比没有幸福感的人能更好地做出重要决策。因此，引导成员积极的情绪体验，有助于提升其幸福感与决策能力。

【活动对象】

6 岁以上。

【活动道具】

宣泄锤；写有“鸡蛋圈”“小鸡圈”“大鸡圈”“凤凰圈”的牌子各 1 个；彩色绳子（10~15 米）。

【方法与流程】

指导语：“有的人会把自己遭受的挫折或打击看成长期的，且通常会认为是自己的原因；乐观的人会把挫折看成是暂时的，是别人行为的结果。同一件事，不同的归因方式会造成差异巨大的情绪体验。接下来的游戏是让大家采用猜拳的方式来完成‘出人头地’的成长过程，通过反复进化与退化，使大家面临不同的刺激情境，体验情绪的变化，对自己的归因方式有一定的了解。”

1. 活动准备：培训师用绳子在地上围成四个大圈，并分别摆设上命名牌——“鸡蛋圈”“小鸡圈”“大鸡圈”“凤凰圈”。

2. 准备活动完成后，培训师向大家描述小鸡的成长过程：

开始为鸡蛋（蹲着且一手抱头，在“鸡蛋圈”里）。第一次升级为小鸡（蹲着且一手触地，在“小鸡圈”里），第二次升级为大鸡（半蹲，一手做小翅膀姿势，在“大鸡圈”里），最后升级为凤凰（站着，在“凤凰圈”里）。升级方式为猜拳，胜者升级。

惩罚方式为：最先成为“凤凰”的两位成员，拿宣泄锤对最后剩下的2~6个“鸡蛋”进行惩罚。

3. 活动进行：

（1）组织全体成员在“鸡蛋圈”里充当“鸡蛋”，全部蹲着且一手抱头。培训师发布开始口令。

（2）在“鸡蛋圈”里的每一个“鸡蛋”需要寻找另一个“鸡蛋”，两两猜拳，胜利的“鸡蛋”进入“小鸡圈”，失败者继续留在“鸡蛋圈”中寻找另一个“鸡蛋”，继续进行猜拳。

（3）进入“小鸡圈”的雏鸡，需要蹲着，且一手着地，依然要和另一个“小鸡”划拳，胜者进入“大鸡圈”，失败者则退回“鸡蛋圈”中。

（4）成员在“大鸡圈”里的活动和上述“小鸡圈”相同，继续猜拳，胜者晋级到“凤凰圈”，失败者降级。

（5）当“鸡蛋圈”里还剩下2~6个（培训师根据参与人数定）“鸡蛋”时，游戏结束，“鸡蛋”必须接受“凤凰”用宣泄锤进行的“惩罚”。

4. 活动结束，成员彼此分享情绪感受。

总结：这是一个非输即赢的活动，在游戏中输掉的“鸡蛋”会受到“凤凰”的惩罚，因此会激起成员较大的情绪反应，由于个体不同的认知方式，有的人认为输掉比赛可能只是自己一时运气不好，而有的人则看成是自己的能力问题，消极体验会更强烈。活动中培训师要注意引导消极感较强烈的“鸡蛋”，促使他们对现有的归因方式做出改变。

【规则与要求】

1. 活动人数：10人以上。

2. 活动时间：20~30分钟。

3. 活动场地：宽阔场地。

4. 注意事项：

（1）短时间内成员经历了多种情绪变化，注意观察升、降级比较明显的成员的情绪变化。

（2）培训师提醒“凤凰”避免捶打头部，安全使用宣泄锤。

（3）进化动物可以是其他动物。

【探索与分享】

1. 在比赛过程中，大家体验到哪些情绪？

比赛过程中的情绪体验和猜拳结果有很大关系。可能会有成员一路赢家升级为“凤凰”，也可能会有成员一直是“鸡蛋”。不同的成员在这个过程中的体验不同。

2. 当你顺利升级或降级时，你的情绪有何变化？

培训师可抓住成员情绪变化的转折点或者前后情绪体验的对比，引导其积极调节。

3. 这个活动对我们的实际生活和学习有哪些启发？

引导成员将积极情绪体验与调节现实生活相联系。

活动 7 萝卜蹲

【活动简介】

“萝卜蹲”是一个比较经典的活动，不同成员代表不同颜色的萝卜，根据指令做相应动作。有人出错时活动停止，剩下的正确人数最多者获胜。通过该活动帮助成员更好地感受情绪的波动这一特性，让成员在高度紧张和松弛之间迅速变换情绪韵律，亲身感受紧张与松弛两种体验，了解情绪是可以转换的。

【活动目标】

体验紧张和放松的情绪，以及它们之间的循环转换；同时，让成员意识到适度的紧张后，也能体验到兴奋的情绪。

【心理学依据】

情绪有很多种，每种情绪之间会互相转换。任何情绪都有一个产生和高潮，再逐渐平复，消失的过程。如果遵循这个心理规律，不去刻意地注意或压抑它，那它的心理动力就会逐渐释放，直至消失。其中一些情绪会加速另一些情绪的释放，比如高兴的事会冲淡悲伤的感觉，但必须是真的让他高兴的事情，假笑是没有用的。悲伤的事也会冲淡生气的情绪，这跟脑内化学递质的变化有关。

【活动对象】

6 岁以上。

【活动道具】

红色、绿色、白色、蓝色的方巾若干。

【方法与流程】

指导语："我们有各种各样的情绪，如高兴、生气、惊恐、悲伤、激动等，每种情绪都会带给我不同的内在体验。情绪间可以自动地完成转换，由一种情绪转换成另一种情绪，情绪转换有助加速早期情绪的释放。通过参与"萝卜蹲"活动帮助大家更好地感受情绪的起伏，亲身感受紧张与松弛两种体验，了解情绪是可以转换的。"

1. 分组：培训师先将成员平均分成 4 堆。

2. 每堆选定一种颜色，如红、白、蓝、绿，分别命名为红萝卜、白萝卜、蓝萝卜、绿萝卜，并带上同样颜色的方巾，所有的萝卜站成一圈，且同色的萝卜站在一起，开始游戏。

3. 先指定一种颜色，假设以白萝卜那堆为开始，此堆中的所有队员要一起一边念着"白萝卜蹲，白萝卜蹲，白萝卜蹲完 X 萝卜蹲"并一边根据节奏做下蹲和起身的动作，当念完"X 萝卜蹲"时，白萝卜的所有队员必须用食指指向 X。X 为在场任意的颜色。白萝卜堆里的所有队员指定 X 时，须商定好，如果出现喊出不同颜色或手指处不一致的情况，则表示出错，每出错一次就惩罚该组一个人退出游戏。

4.X 若为红萝卜堆，一听到白萝卜堆念到自己的名字，则所有队员应紧跟着齐念"红萝卜蹲，红萝卜蹲，红萝卜蹲完 Y 萝卜蹲"并跟随节奏做下蹲和起身动作，说完用食指指向 Y。如果 X 萝卜堆中有人反应慢了，没有做动作，则该人退出游戏。此时，Y 可以是除上家以外的任意在场颜色。

5. 被指定的 Y 萝卜循环第四步，指定下一颜色的萝卜堆。以此循环，直到有人出错为止。

6. 最后看在规定时间内哪组剩下的人数最多，人数多的组获胜。

总结：这是一个考察整组成员反应性与协调性的游戏，当有人没反应到或跟其他成员反应不一致时就会被判出局，通过这样紧张、快节奏地活动，让大家更好地感受情绪的起伏，切身感受紧张与松弛两种交互的体验，了解情绪是可以转换的。

【规则与要求】

1. 活动人数：10 人以上。

2. 活动时间：20~30 分钟。

3. 活动场地：宽阔场地。

4. 注意事项：

（1）根据实际配置的方巾颜色，培训师将成员分成对应颜色的萝卜堆，并更换每个萝卜堆的名称。比如，实际采购到紫色的方巾，则将成员称为"紫萝卜"。

（2）培训师可以根据参赛选手的多少，重新制定淘汰的规则。比如，如果小组多的话，当小组出错时，不再是只让一个人退出游戏，而是整组退出游戏，这样能让成员更深入地体会到紧张的情绪和氛围。

（3）为了视觉效果更好些，培训师可以让成员将方巾围在头上。

（4）培训师可以根据当时的气氛，适当地要求各组成员加快或减慢起身和下蹲的节奏。

【探索与分享】

1. 刚才玩游戏的时候，你有什么感觉？

培训师引导成员体验紧张、着急、放松、兴奋、高兴、害怕、沮丧等情绪的转换，同时，还可以引导成员注意到“兴奋”的情绪状态，无论是游戏中的紧张还是游戏后的高兴，都是一种高兴奋的状态，让成员思考兴奋时，个体有什么生理和心理的变化，以此进一步了解情绪。

2. 这个活动对你有什么启示？

情绪是可以相互转变的，引导成员认识情绪调节的新方法——积极情绪冲淡消极情绪。并且每种情绪都有一个“产生—高潮—平复—消失”的过程，因此情绪的释放也需要一个过程。

活动 8 放松训练

【活动简介】

“放松训练”是在音乐背景下，跟随培训师的指导语逐步进行身心放松的活动。通过放松训练，不但让成员学会识别紧张情绪，而且让他们了解如何放松起来。研究表明，每天做这种放松练习不但能消除紧张，还能健身、健脑。

【活动目标】

学习放松的技术；初步掌握缓解焦虑、紧张等情绪的方法。

【心理学依据】

人的情绪具有多变性，容易受到外界环境的影响。因此，我们要学会做情绪的主人，首先要学会识别自己的情绪，我们的情绪有时是积极的、具有适应性的，但有时是消极的、不利于成长的；其次，我们要掌握几种情绪调节的方法，以便及时调节自己的焦虑、紧张等不良情绪状态，保持良好的身心平衡状态。

【活动对象】

12 岁以上。

【活动道具】

肌肉放松术（CD 光盘）；播放设备；坐垫（自备）。

【方法与流程】

指导语："我们的情绪是多样的，并且很容易受到外界的影响，这就要求我们能随时调节我们的情绪，以达到缓解紧张的目的。下面我们要进行一种肌肉放松训练，这个活动可以帮助你们学习放松技巧，以缓解紧张状态。刚开始时，你们可能会感觉有些好笑或放不开，不用担心，只需按照老师的指示来做就可以了。"

1. 本活动可以续接前一个游戏之后，让大家选安静舒适的地方，坐下来进行放松。

2. 培训师引导成员坐好，保持后背挺直，两手放在两腿上，尽量坐得舒服些。

3. 培训师做一些肌肉放松练习进行简要示范。首先从右手开始，紧握拳头，然后放松手，伸展手指；再握紧左手拳头，松开左手；接着耸起肩膀，并放松它们；最后握紧拳头，使前肩部弯曲，并进行解释："当我弯臂时，我的二头肌就鼓起来，当我放松时，就将手臂垂落到身旁。我注意到紧张和放松之间的差异。"引导成员区分紧张和放松。

4. 准备好后，成员要闭上眼睛，培训师播放指导语，让成员跟随指导语进行放松训练。

总结：肌肉放松法是目前较常使用的放松训练，该活动要求在一个安静的环境下进行，练习者要集中注意力，而培训师要注意整个流程要循序渐进，训练速度要缓慢，使练习者细心体会放松时的感觉，才可收获较好的训练结果。

【规则与要求】

1. 活动人数：不限。

2. 活动时间：20~30 分钟。

3. 活动场地：安静宽阔的场地，有椅子或者坐垫。

4. 注意事项：

（1）为了安全起见，请提前告知成员要穿着舒适宽松的衣服，不能配戴隐形眼镜，女生不能穿低胸的衣服和裙子。

（2）播放舒缓背景音乐将有助于增强放松效果。

（3）指导语的速度尽量缓慢，语音、语调柔和。

【探索与分享】

当你聚焦在紧张上时，你的感觉如何？

培训师在进行放松训练引导时，在紧张状态要有一定时间的停留，让成员更好地体验紧张状态，同时通过紧张到放松的状态的对比，对先前的一个紧张状态有更深刻的认识。

2. 当你放松时，感觉如何？

培训师重点引导成员进一步感受紧张和放松的情绪，同时，帮助成员认识到掌握几种简单的自我放松术的作用。

【附件】肌肉放松术指导语

下面，我们将进行肌肉放松练习。首先，让我们来听一段音色优美、节奏舒缓的音乐。大家听到的这段音乐，是心理学家推荐使用的、利于放松的特选音乐。在音乐声中，请你舒服地坐下来，然后闭上眼睛。

1. 我们放松的顺序是手臂、头部，然后是躯干，最后是腿部。在练习中，我们先让肌肉紧张起来，然后再放松。重复几次。请你仔细体会一下肌肉紧张和放松后的不同，然后依次进行每一个部位的放松。你准备好了吗？

2. 好。让我们现在就开始。请注意听，然后按我说的去做。闭上你的眼睛，调整一下姿势，然后舒服地坐好。注意你的手臂，紧握你的两个拳头，用力握紧，用力握紧，你的双臂也跟着紧张起来。体会一下紧张，体会一下，再体会一下，调整呼吸。好，你感到攥紧的拳头很费力，肌肉紧张而疲惫，坚持一下，攥紧，再坚持一下。好，请你慢慢地放松下来，你的手臂现在感到很无力，很疲乏。继而很舒服，很放松。这时，好像其他的部位都在隐隐地不适。如果你独自练习，这一节可多重复几次，直到你感觉很疲劳，很放松。我们来重复一下刚才的练习（重复一遍上面的操作）。好，慢慢放松下来。仔细地体会一下，放松下来的感觉有多好。手臂放松我们就完成了。

3. 下面，我们要进行头部的放松。请依次注意你的额头、眼睛、鼻子、嘴、面颊、下颌、脖子。听指导语，然后按我说的去做（重复一遍）。好，皱起你的额头，闭上你的眼睛，张开你的鼻孔，嘴角向后拉，面颊紧张起来，然后，颈部向后用力，向后用力，你感到非常紧张，非常疲倦，坚持一下，坚持一下，再坚持一下。好的，慢慢放松下来，慢慢放松下来，直到你完全放松下来，尽量恢复到原来的状态。你好像感到有点轻松了，你好像感到有点轻松。（重复一遍以上内容）

4. 接下来，我们来进行躯干部分的放松。请依次注意你的胸部、背部、腹部和腰部，调整一下坐姿，尽量坐得平稳、舒适一些（重复一遍）。把肩部向上耸，尽量向上耸，同时夹紧，向后用力，坚持一下，坚持一下，再持一下，你感到有点快坚持不住了。好，好的，请你慢慢、慢慢放松，放松下来。让你的双肩轻松垂下来，很自然地垂下来。你的双肩感到无力，很无力，舒服，很舒服。我们来进行胸部的放松，请你深呼吸，让你的胸部扩张起来（重复一遍）。随着新空气的吸入，你的胸部越来越扩张，越来越扩张，尽量扩张，同时收紧腹部，收紧腹部。好，慢慢吐气，慢慢吐气，慢慢吐气。把胸腔内的空气尽量排出去，排出去，排干净。这时你感到你的胸部变得干净通透起来。请你仔细体验一下，你体验到了放松之后的感觉。体验一下，体验一下，你的胸部很放松。你自然呼吸，轻松地呼吸，你深呼吸，做几次深呼吸。你的胸部平稳而和缓地一起一伏，一起一伏。（重复一遍）

5. 下面，我们一起来放松背部的肌肉。请注意你背部的肌肉，然后，深呼吸，深呼吸，深呼吸。好，拱起背部的肌肉，屏气，屏气，坚持一下，体会背部很用力的感觉，坚持一下，再坚持一下。好，放松下来，慢慢放松下来，还是请你体会一下背部肌肉放松的感觉，把身体放好，你已经舒服地坐在那里，背部很放松，很放松。（重复一遍）

6. 接下来，我们进行腹部肌肉的放松。开始，请你深吸呼，让你的腹部鼓胀起来，让你的腹部鼓胀起来，请尽量把空气吸进去，再吸进去，然后，紧紧地收缩你的腹部肌肉，用力收缩，收紧，收紧了吗？好，坚持一下，请体会一下这种收紧的感觉。屏住呼吸，有些疲倦，是吗？坚持一下，坚持一下。好，你坚持不住了，那就慢慢地放松下来，慢慢地放松下来。现在你感觉这放松非常深，非常深，这放松非常深，你的全身沉重无力，沉重无力，你是那么放松地坐在那里，呼吸平稳，呼吸自然，心率平稳。（重复一次以上的操作）

7. 接下来，我们要做的是臀部的放松。首先，请注意你的臀部肌肉，夹紧你的臀部，绷紧臀部的肌肉，用力绷紧，用力绷紧，再用力，绷紧肌肉。绷紧的肌肉有点酸困，但请你一定要坚持，坚持住，再坚持一下，再坚持一下。好，你可以慢慢放松下来，慢慢放松下来。感受一下放松的感觉，放松的感觉。紧张之后的肌肉有点酸，有点麻（重复一次上面的操作）。几次放松之后，你臀部的肌肉已经很疲劳，很疲劳。你的头部、双臂、躯干都放松下来了。

8. 最后，我们要放松的是腿部肌肉。请注意一下你的大腿、膝关节、小腿、脚踝、脚部，用力绷紧所有的腿部肌肉，一起用力，用力向前蹬，好像在蹬一堵墙。你必须将腿的全部力量用上，用力蹬。用力蹬了吗？体验一下，腿部的肌肉绷得很紧，绷得很紧，紧张到你无力再坚持。你感到很用力，很费劲，很疲劳，腿发酸。每一部分的肌肉都紧张起来，坚持一下，坚持一下。好，你有点坚持不住了，要放松下来。好，请你慢慢地、依次地放松下来，放松下来吧。你的双腿酸软无力，重重地垂下来。重重地垂下来，好像断了线的木偶，垂下来，垂下来，松软地垂下来。（重复一次上面的操作）

9. 现在，你感觉呼吸平顺，心率稳定，整个身体很放松、通透而舒爽。你的头部放松了，你的颈部放松了，你的肩部放松了，你的胸部放松了，你的腹部放松了，你的背部放松了，你的臀部放松了。经过这样的放松练习，你身体的每一个部位都感觉放松了（重复一遍）。下面，我会从 1 数到 10，再请你把眼睛睁开，睁开眼睛后，你会感到身体轻松，眼前明亮，心情愉快，充满活力。好的，1，2，3，4，5，6，7，8，9，10。好，请你睁开眼睛，你会感觉到身体轻松、眼前明亮、心情愉快、充满活力。

活动 9 “传染病”

【活动简介】

“传染病”是一个类似于抓逃的游戏，被抓的人手绑在一起，然后去抓新的成员。通过身体接触消除成员间的忸怩感，同时将快乐情绪传染给其他成员。

【活动目标】

让成员们能够自然地进行身体接触和配合，消除害羞和忸怩感。

【心理学依据】

美国夏威夷大学的心理系教授埃莱妮·哈特菲尔德（Elaine Hatfield）等人经过研究发现，包括喜怒哀乐在内的所有情绪都能在一眨眼的工夫，从一个人身上“感染”到另一个人身上，而当事人可能并未察觉到这种情绪的蔓延。

【活动对象】

8 岁以上。

【活动道具】

网球。

【方法与流程】

指导语：“快乐是会传染的，日常交往中我们会发现，人会无意识地去模仿别人的表情、身体姿势或语调。下面我们要进行一个情绪会传染的游戏——‘传染病’，你们当中有一位成员感染了一种奇怪的病。得了该病之后接触到的任何人都难逃此网，彼此的手就会粘在一起而不能分开，感染者要做的就是将传染源扩大，去共同捕捉新的成员，但是其他成员要努力使自己不被感染到。希望大家放下偏见、束缚，积极参与进去，相信你会收获很多乐趣。”

1. 活动规则：培训师划定活动界限，然后所有人围成一个圆圈，培训师站在中心，将手中网球随机抛给一个成员，告诉他们此球已经携带了病毒，已经传染给了他，而其他人要做的就是，尽量延长时间不让自己被感染。

2. 被选中的成员就是捕手，其他成员只要被捕手接触到就算被抓到，表示已经被传染到了。

3. 将被抓成员的手与捕手的手绑在一起，成为一个新捕手，继续捕捉其他成员。重复前面的过程，直到最后一个人被抓住为止。

总结：这是一个类似抓逃的游戏，成员间会有身体的接触与配合，可以消除彼此的距离感，促使更多欢乐情绪的产生，培训师会发现快乐情绪在成员间发生传递的过程。

【规则与要求】

1. 活动人数：6 人以上。

2. 活动时间：20~30 分钟。

3. 活动场地：宽阔场地。

4. 注意事项：

（1）注意连接在一起的成员不要断开，确保队尾的成员在活动中不会失去平衡。

（2）变通规则：当病毒感染到四个人以后，他们就分裂为两组，每组两人。每组病人继续去感染别人，直到再次变成四人，重新分裂。

【探索与分享】

1. 游戏中谁是最后一个被感染的？有什么感受?

最后被感染的成员，经历被捕者角色时间最长，当意识到只剩下自己时，可能挣脱到最后，也可能心甘情愿地被抓。

2. 你们对这个游戏有何感想？

由被传染者变成传染者，心理是怎样变化的？在游戏中成员体会到什么样的情绪情感？作为第一个传染者在传染源不断扩大的过程中有何感想？培训师可按角色也可按活动阶段请不同的成员进行分享。

活动 10 顶屁股

【活动简介】

“顶屁股”是两人一组进行的类似拔河的推拉游戏，在游戏中成员间有初步的身体接触和配合，增进了彼此的熟悉程度，消除紧张感。

【活动目标】

让队员们能够自然地进行身体接触和配合，消除害羞和忸怩感。

【心理学依据】

研究发现，身体接触——无论是激情澎湃的相互击掌，还是拍拍肩膀，抑或是双臂互挽——都能比手势和表情更能表达出感情，同时能舒缓对方心理压力。他们认为，一个温暖的接触似乎触发了催产素的产生，能帮助建立信任的荷尔蒙，降低了压力的皮质醇。当身体接触发生时，我们会接到一个信号——“有人在帮我分担压力”，这个时候我们的体验就会非常兴奋。

【活动对象】

12 岁以上。

【活动道具】

绳子（5 米），口哨。

【方法与流程】

指导语：“身体的接触，会发送给对方一个有人能帮自己分担的信号，能够舒缓各自的压力，让对方产生兴奋感。下面我们要进行一系列需要身体接触才能完成的活动，在这个活动中我们可以体验到彼此接触的妙处，让我们产生更强烈的兴奋感，舒缓压力。刚开始时我们可能会感觉害羞或好笑，但是随着游戏的进行，相信你一定能很快融入到欢快的氛围中去。”

1. 把绳子拉直后放在地上。

2. 找搭档：所有成员按个头儿，由低到高依次排列并按“1、2”报数。报数字“2”的成员出列站成一排，按个头儿由低到高与数字“1”队列并列对齐。相对邻的“1、2”组成一对搭档。（按人数奇偶进行调整）

3. 每对搭档分立绳子两侧。

4. 彼此转身，背对自己的搭档。

5. 活动一：每对搭档都俯身半蹲，胳膊穿过两腿之间，和对方双手相互扣住，此时绳子恰好在两人之间。

6. 培训师吹口哨，他们用力把对方拉过绳子——类似拔河游戏。

7. 将第一轮比赛的获胜成员作为二次参赛者，互相结对。重复这个游戏，直到产生总冠军为止。

8. 活动二：所有成员与第一个搭档重新组合，站到游戏开始时的最初位置。用力推对方，直到自己向前跨过绳子。重复该过程，直到产生总冠军。

9. 活动三：让大家重新站到最初位置，每对搭档都俯身半蹲，向后伸胳膊抓住背后两个队员的手（一只手握自己的搭档，另一只手握搭档旁边的人）。最先把对方拉过线的那组队员，获胜。

总结：这次的活动中包含多个游戏，但是每个游戏在本质上都是一致的，都需要双方有身体接触，如果活动时间较紧张或参加人数较多时，可以只选取其中的一个游戏。在游戏中不仅要让成员感受到比赛的激烈，还要注意引导他们感受身体接触的积极情感，消除紧张。

【规则与要求】

1. 活动人数：8 人以上。

2. 活动时间：20 分钟。

3. 活动场地：宽阔场地，以草坪操场为宜。

4. 注意事项：

（1）确保参与成员动作要柔和，不要粗暴。

（2）背部不适者不能参加该活动。

（3）场地最好选草坪或比较柔软的地方，以防摔伤。

【探索与分享】

1. 你们在游戏过程中遇到了什么困难？是如何解决的？

游戏要求的姿势难度较大，尤其是在用双手抓对方手的时候，屁股会互相抵住，再用手去拉拽对方更有难度。开始没有掌握技巧的时候很容易两人都趴在地上，因此就需要通过一定的技巧和策略来赢得比赛。

2. 如何将这个游戏和我们的实际生活联系起来？

该游戏和实际生活的联系可通过成员的分享来总结提升，比如获胜的方法对生活、学习、工作中策略的借鉴；比赛过程中心理的波动，起初害羞，通过身体接触到逐渐放开，投入到游戏中，该过程对我们人际交往有何启发等。

活动 11 顶针传递

【活动简介】

“顶针传递”是一种技巧类合作游戏，游戏过程中需要参与成员耐心沟通与尝试来完成任务。该活动有助于培养团队合作精神，使小组充满活力。

【活动目标】

培养团队合作精神；使小组充满活力。

【心理学依据】

小组游戏是常用的心理辅导方式之一，活动中成员会有较多互动，有助于促进个体的成长。合适有趣的设计形式，能有效激发成员的心理体验。培训师的积极引导，使成员的心理成长具有正确的方向。

【活动对象】

6 岁以上。

【活动道具】

牙刷，顶针。

【方法与流程】

指导语："下面我要带领大家进行一个需要互相配合才能完成的活动，活动中我们可能会遇到一时的困难或者团体成员协作不是太协调，这个时候团队成员就需要互相鼓励，耐心沟通与尝试，才能保证任务的顺利完成。"

1. 分组：根据人数将成员分组，5～7 人一组。

2. 让每个小组站成一排（或一圈）。

3. 分发道具：给每个成员发一支牙刷，每个小组一个顶针。

4. 每个组员把牙刷叼在嘴里，游戏结束前不能拿下来。

5. 把顶针交给每个小组站在队首的组员，让他们把顶针套在牙刷上。

6. 规则：每个小组要完成的任务是按顺序经由每个组员，以最快的速度把顶针由队首传到队尾。

7. 整个过程中，只允许用牙刷传递顶针，不允许用手碰顶针，任何情况下不能把牙刷从嘴里拿出来。如果不慎把顶针掉到了地上，只能用牙刷把顶针捡起来。

8. 第一个把顶针传到队尾的小组获胜。

总结：团队协作力是我们在生活、工作、学习中需要具备的基本能力之一，这个游戏中包含了进行团队协作的全部要素：尊重、欣赏、宽容、平等、信任。通过参与这个游戏，让小组成员认识到团队协作的重要性，培养团队协作精神，使小组充满活力。

【规则与要求】

1. 活动人数：10 人以上。

2. 活动时间：10~15 分钟。

3. 活动场地：宽阔场地。

4. 注意事项：

（1）小组的划分根据人数来定。

（2）游戏开始前可给各小组 2 分钟时间讨论一下传递策略。

（3）可重复几轮进行。

【探索与分享】

1. 哪个小组第一个把顶针传到了队尾？哪些因素有助于成功地完成游戏？在游戏过程中遇到了哪些困难？是如何克服困难的？

这是一个技巧性游戏，除了传递技巧，培训师可选择与主题相关的因素进行深度分析。除了技巧，耐心也是成功做事的关键。

2. 如何将这个游戏和我们的实际生活联系起来？

生活由许多大大小小的事情组成，一些琐碎的小事，如果我们能运用一定的技巧来妥善处理的话，就会大大减轻我们的生活负重。情绪也是这样，时常运用一些技巧来调节，就不会因长期负性情绪的积压而导致严重的心理问题。

活动 12 炸药

【活动简介】

“炸药”是一个搞笑的合作游戏，通过几人一组用腹部一起挤压气球直到气球爆破，来激发成员的积极情绪。

【活动目标】

通过搞笑的游戏来激发成员的积极情绪。

【心理学依据】

刺猬在天冷时彼此靠拢在一起取暖，但保持一定距离，以免互相刺伤，这种现象叫“刺猬效应”。刺猬效应告诉我们，保持适当的距离，才能既互相取暖，又不至于刺伤对方。采取幽默搞笑的方式，能打破彼此间的距离感，进而有助于人际交往过程中情感关系的调节。

【活动对象】

12 岁以上。

【活动道具】

气球。

【方法与流程】

指导语：“下面我们要进行一个挤气球的比赛，这个活动需要全体小组成员的配合。

通过这个活动，大家可以了解到亲密关系的重要性，在大家的共同努力下我们才能使气球不落地，也让大家知道亲密关系也需留有一定空间，不然就像被挤得太紧的气球，终归会‘爆炸’。”

1．分组：成员 3 人一个小组，每个小组的 3 名成员都面对面围成一个圆圈。

2．每组发一个气球，气球吹到最大容量的 80% 即可，不要把气球吹到轻轻一压就会爆的程度。

3．让每个小组都把气球放到圆圈的中间，气球的高度与腰齐平。

4．让组员们向圆心的方向走，直到 3 个人能够用腹部夹住气球。然后，大家都要把手从气球上拿开。注意，过程中不能让气球落地，不能用手碰到气球。

5．各组成员们的任务是走 3 步，并挤碎气球。

6．如果有些小组始终不能挤碎气球，其他成功地完成任务的小组过去帮助他们。

总结：亲密关系能填充我们的生活，使我们获得滋养，但是再亲密的关系，也需要给对方和自己留有一定的空间，在这个空间里我们能更好地思考与整合，不然就像挤得太紧的气球，“嘭”的一声就会爆炸。

【规则与要求】

1. 活动人数：6 人以上。

2. 活动时间：15~20 分钟。

3. 活动场地：宽阔场地。

4. 注意事项：

（1）为了加大游戏的难度，可以让 4 个人一组来挤气球。

（2）变换形式：大家都蒙上眼睛，并保持安静，按照上述规则来完成。

（3）该游戏同样适合于游泳池中。

【探索与分享】

1. 你们小组一起挤压气球时，你的感受如何？

成员尤其是异性成员一起玩这个游戏时可能会有些忸怩，培训师第一轮可以设置为各组为同性；第二轮异性混合，每组一名女士；第三轮异性混合，每组两名女士。不同的性别角色搭配，成员的心理体验不同。

2. 气球成功挤破的小组成员和没有挤破的小组成员各有什么感受？

无论是成功的还是失败的，都会有一些感悟。培训师可通过这两种结果的不同，引导成员相互支持，彼此获得心理成长。

活动 13 齐眉棍

【活动简介】

“齐眉棍”活动顾名思义就是将棍子举到和眉毛一样的高度，所有成员的手都接触棍子，且所有成员的手指均在棍子下面，在保证每个人的手指都不离开棍子的情况下水平往下移动，一旦有人的手指离开棍子，或棍子发生倾斜，则宣告挑战失败。在整个活动过程中需要团队协调，成员要不断调节自己的心态。

【活动目标】

增进团队协作精神，促进成员养成团队意识；保持良好心态，学会自我调节。

【心理学依据】

学习是我们终身的事业，我们可以把这个过程看作是一种享受。生活中有的人，往往投入大量的精力，但是没有有效的方法，往往收效甚微；而有的人，在科学、有效的方法的指导下，常常事半功倍。学会自我调整是我们加强自身修养需要追求的目标，而在这个过程中是有方法可以借鉴的。本活动目的在于培养成员自我调节心态的能力。

【活动对象】

12 岁以上。

【活动道具】

齐眉棍；秒表。

【方法与流程】

指导语：“齐眉棍是一个需要团队协作的游戏，在活动中大家同心协力、步调一致才能保证游戏的成功。游戏中我们可以体验到进行团队协作需要具备的心态，锻炼我们调整心态的能力。希望大家在活动中积极开动脑筋思考：怎样能在保持棍子水平的情况下，更快、更好地完成这个游戏。”

1. 分组：培训师将成员分为 2 组，每组 12 人。

2. 让小组成员站成相对的两列，或者并列一排也可以，小组成员将手指举到自己眉头的位置，并将齐眉棍放在上面。

3. 游戏规则：成员必须保证每双手都接触到齐眉棍，并且手都在齐眉棍下面，要求小组成员将齐眉棍保持完全水平的情况下往下移动。一旦有人的手离开齐眉棍或齐眉棍发生倾斜，任务就算失败。

4. 培训师下令比赛开始，培训师根据实际情况设置时间限制。

5. 活动结束，成员在培训师的带领下分享游戏中的收获。

总结：我们需要持有包容开放的心态来看待挫折或他人的失误，尤其是在团队协作中。这个活动同时包含了所有要考察的要素，团队协作、自我心态调整。培训师要在成员出现沮丧、焦躁等情绪的情境下给予一定的指导，锻炼成员情绪调节的能力。

【规则与要求】

1. 活动人数：6 人以上。

2. 活动时间：30~40 分钟。

3. 活动场地：宽阔场地。

4. 注意事项：

（1）培训师可以不断增加活动人数和次数来带领成员挑战极限。

（2）给成员尝试的时间，游戏开始之初可能会出现因讨论而过于喧哗的情况，尽量不要制止，这是团队合作磨合的过程。

【探索与分享】

1. 你觉得活动的关键是什么？

培训师要引导成员发现小组成员互动合作在活动中的重要作用。在遭遇挫折时，更要注重团体成员间的沟通，并增强自己调节心态的能力。

2. 在活动中你有什么样的感受？是否想过放弃？

这是一个看似简单的游戏，可是真正做起来，就不是那么回事了，需要的是大家统一的节奏，统一的速度。如果有人速度过快，就可能先脱离而导致整个团队的失败。

活动 14 超级明星反串

【活动简介】

“超级明星反串”活动是让成员来模仿明星，可以模仿该明星比较经典的动作，有的成员也可以采用走秀的方式来进行表演。通过使用滑稽表演激发成员间的愉快情绪，缓解紧张情绪，达到活跃气氛的目的。

【活动目标】

提高成员参与度，激发创造力，打破拘谨，舒缓情绪，活跃氛围。

【心理学依据】

角色扮演法由心理学家莫雷诺（Jacob Levy Moreno）创建，目的在于通过角色扮演，人们亲身体验和实践他人的角色，能更好地理解他人的处境，体验他人的内在情感，同时反映出个体隐藏在内部的情感。长时间的角色扮演，甚至可以改变一个人的心理结构。美国心理学家津巴（Philip George Zimbardo）多和同事曾做了一个很经典的角色扮演实验——监狱模拟实验，实验中一部分学生扮演“看守”，一部分人则是“罪犯”，并制定了一些基本的规则，如“看守”不要理会“罪犯”的胡言乱语。刚开始两者的行为没有多大差别，但是经过一段时间的适应，“罪犯”承认了“看守”的权威地位，对他们唯命是从，产生低人一等、无法改变现状的想法。而几乎每一位“看守”都做出过虐待“罪犯”的事。

【活动对象】

15 岁以上。

【活动道具】

明星表演服装（自备）。

【方法与流程】

指导语：“接下来我们要进行一个角色扮演的活动，在这个活动中可以选取我们喜欢的明星或其他人作为我们的模仿对象，通过角色扮演，我们可以亲身体验和实践他人的角色，能更好地理解他人的处境，体验他人的内在情感，同时可以为表演者提供情绪发泄的机会。刚开始的时候，大家可能会感到不好意思，有点放不开，不必担心，相信只要开始了，你就能完全沉浸在这个游戏中。”

1. 分组：将所有成员分组，并选出组长。

2. 培训师事先准备好几位男女明星唱歌的录像或者电影剪辑，如葛优、潘长江、袁咏仪等。

3. 每个小组选一个自己喜欢的明星。

4. 培训师呈现明星名字，待各组选定之后，告诉各小组，任务就是在接下来的明星大串烧中，扮演选定明星。

5. 扮演明星的成员与选定明星的性别相反，比如葛优是男士，那么扮演他的要选一位女成员。

6. 明星道具可以提前准备，尽量与明星原型一致。

7. 每组选出一名代表进行角色模仿。

总结：角色扮演被广泛应用在心理治疗中，通过角色扮演，可以达到发展社会理解力，改善人际关系；发挥扮演者的主动性与创造性；为表演者提供宣泄不良情绪的机会；作为观众虽然不能角色认同，但在情感上会有共鸣，产生认同作用。该活动设定的情境轻松欢快，在这样的环境下，更容易达到打破拘谨、舒缓情绪、活跃氛围的目的。

【规则与要求】

1. 活动人数：10 人以上。

2. 活动时间：30~40 分钟。

3. 活动场地：宽阔场地，可播放影片。

4. 注意事项：

（1）每小组 5~10 人为宜，其他人可做配角、观众或评委。

（2）如果成员不善于模仿情节，可以以走秀方式表演。

【探索与分享】

1. 你们组选的是哪位明星？表演过程中有何感触？

在选择明星与表演者过程中培训师要限定时间，并给出讨论时间。作为表演者，表演过程中情绪情感体验与观众有很大差异，尤其是不同性格的表演者心理经历不同。

2. 作为观众，你最大的心理收获是什么？

作为观众相对表演者来讲没有心理压力，但却可以从观看别人的滑稽表演中享受快乐。

活动 15 笑容可掬

【活动简介】

“笑容可掬”采用的是热闹、诙谐的游戏形式，让两个成员在大家的注目下互相鞠躬问好，在游戏过程中代表跟观众都要尽可能地控制自己的面部表情，尽可能不要笑出来。这个游戏可以加强团队之间的沟通与交流，同时能够增进彼此之间的感情 。

【活动目标】

促进团队成员间的沟通与交流；使大家尽快活跃起来。

【心理学依据】

从铁窗望去，一个人看到泥土，一个人却看到了星星，这就是心态的不同所造成的差异。心理学研究表明，具有积极情绪的人比一般人更能忍受痛苦。同样温度的冰水，普通人把手放进去只能忍受 60~90 秒，但积极情绪测量分数高的人，能忍受的时间要长一些。也就是说积极情绪能提高人的“身心”免疫力。生活中我们会发现，我们会向对自己微笑的人报以微笑，哪怕是陌生人；若他人对我们冷漠以对，我们的反应通常是面无表情，同时心里会有些不适或反感。

【活动对象】

8岁以上。

【活动道具】

击鼓传花道具，秒表。

【方法与流程】

指导语："生活像一面镜子，你对它笑，就会收获微笑；你对它哭，就只能获得眼泪。在与他人交往中，这种现象尤为明显。下面我们将进行一项互相鞠躬微笑的游戏，在这个游戏中你也许会对这种现象有更深刻的体会。诙谐、幽默的游戏形式可能会让你感到非常可笑，特别是有人先笑起来时，你会发现要维持自己不笑的表情变得更为困难。"

1. 分组：所有成员站成一排，然后依次报数，让报数为偶数的成员向前走一步，这样就把成员分成两组。安排两组成员站成两排，两两相对，中间有两臂间隔。

2. 各组派出一名代表，站于队伍的两端，一端站一人。

3. 两名代表身体弯腰成90度，相互鞠躬并高喊"XXX，你好"。

4. 然后两位代表向前走交会于队伍中央，再相互鞠躬高喊一次。

5. 鞠躬者与其余成员均不可以笑，笑出声者即被对方俘虏，需排至对方队列的后面去，不能再参加这个游戏。

6. 依次交换代表人选，或者以击鼓传花的方式随机选代表，被选中的成员做过的仍要重新做一遍。

7. 约定时间结束时，数数双方队伍的最后人数，人数较多的组获胜。

8. 游戏结束后，成员互相分享心得和体会。

总结：这是一个比较诙谐、幽默的游戏，在游戏中两个成员在大家的注目下互相鞠躬问好，代表跟观众都要尽可能的控制自己的面部表情，尽可能不要笑出来。但是当有人先笑出来时，成员会发现要维持自己不笑的表情变得更加困难。这个游戏会让成员很快就活跃起来，让大家关系更为融洽。在代表的表现较为拘谨或出现排斥情绪时，培训师要注意对这些成员的鼓励与引导。

【规则与要求】

1. 活动人数：10人以上。

2. 活动时间：10~20分钟。

3. 活动场地：宽阔场地。

4. 注意事项：

（1）如有成员比较羞涩可以以鼓掌等方式给予鼓励，以使其有归属感。

（2）击鼓传花过程中尽量不要把注意力集中在少数几个成员身上。

【探索与分享】

1. 这个游戏给你最大的感受是什么？做完这个游戏之后，你有没有觉得心情格外舒畅？

生活是一面镜子，你笑，生活笑，你哭，生活也在哭。面对别人的时候也是这个道理，要想获得别人的笑容，你首先要绽放自己的笑容 。通过这个游戏，成员更多的体验到了快乐，大笑之后所有的情绪似乎都被发泄出去，心情会顺畅很多。

2. 本游戏给你的日常生活与工作以什么启示？

在团队合作中，彼此之间保持默契，维系一种快乐轻松的氛围，会非常有利于大家彼此之间的沟通，也会加快大家的合作步伐。

第五章　投入状态的激发

活动 16 神奇的声音

【活动简介】

“神奇的声音”活动可用来训练成员“听”的注意力，提高成员注意力的集中度。游戏要求成员闭上眼睛，先让成员听一段轻柔的音乐放松情绪，然后呈现用不同物品制造的各种声音，让成员对它们进行分辨。通过对各种声音的识别判断，使成员的听力及注意力得到锻炼。

【活动目标】

学习“听”的方法，体验集中注意力的乐趣及喜悦。

【心理学依据】

学会集中注意力是掌握良好学习方法、培养良好行为习惯、做好一切事情的根基。尤其是低龄的成员在学习过程中最容易出现的问题就是注意力不集中，重点表现在上课不会听讲。把注意力训练变成有趣的心理游戏，会使孩子在游戏中自然而然地静下心来，在培训师的引导下和有趣的活动中学习如何听、听什么、怎样听，从而获得注意听后的乐趣和成功的喜悦。

【活动对象】

6~12 岁。

【活动道具】

音乐光盘；柔软物品（毛绒玩具）；空心物品；小鼓及鼓槌；盛满水的水盆；滴管；毛巾。

【方法与流程】

指导语："任何物体都可以发出自己独特的声音，风吹过的声音与水滴的声音是有很大不同的。下面我们要来进行一场分辨不同声音的游戏，这是一个相当考验大家耐性与注意力的活动，请集中精神，认真倾听，努力分辨你听到的这些声音是什么，是由什么物体发出的，它们来自哪个方向。"

1. 所有成员围成圈站好，培训师站在中央。

2. 活动第一部分：培训师播放轻柔音乐光盘，引导成员闭上眼睛，慢慢地深呼吸，静静地听一听周围的所有声音，彻底放松。培训师引导成员分辨听到的声音：区分来自室内和来自室外的声音；辨别近处的和远处的声音；还可以找出最响亮和最轻柔的声音，请成员汇报：自己听到了什么声音，来自哪里。

3. 活动第二部分：培训师介绍准备的物品，说明并挑选成员上来用这些物品制造声音。请大家闭上眼睛，认真倾听，辨别你听到的声音是由什么物品发出的。

成员闭上眼睛，培训师请成员上来用"柔软物品、空心物品、实心物品"三类物品分别制造声音，如用手拍打毛绒玩具、用积木互相敲打、敲击空罐子。在制造声音时可以循序渐进，先制造一种声音，请成员聆听并回答。然后逐渐加到两种、三种声音后，成员一起来回答。接下来，培训师可以请成员用不同物品互相制造声音，如用积木敲打空罐子、用木制积木块敲打空瓶子等，请成员辨别。

培训师介绍另外的道具：盛满水的水盆、空瓶子、毛巾、滴管，并说明将请成员用这些道具来制造不同的水声，请成员认真聆听，同时随意想象你想到了什么。

成员闭上眼睛，培训师请三个成员上来，依次制造声音，如用毛巾吸水后拧水声、用滴管吸水后挤出水的声音、用手撩水的声音等。每种声音做三次。请成员形容是什么声音，想到了什么。

4. 活动第三部分：培训师向成员展示小鼓，并讲解活动规则：成员要依次重复培训师所敲击鼓点的节奏。培训师敲击鼓点，每个成员依次重复。鼓点设计不宜太难，根据时间每位成员敲一组鼓点或两组鼓点，根据成员的表现循序渐进，灵活调控。

鼓点示例：2/4 XX X | XX X | XXXX XX | X 0 ‖

5. 所有活动结束后，培训师请成员分享自己在整个活动中的感受和收获。

总结：耐性与注意力是成功完成这个活动的必备要素，也是活动中培训师要对成员进行引导，使他们产生感悟的部分。把注意力训练变成有趣的心理游戏，让孩子在欢快的氛围中获得成长，正是本游戏的目的。

【规则与要求】

1. 活动人数：5 人以上。

2. 活动时间：20~30 分钟。

3. 活动场地：宽阔场地。

4. 注意事项：

（1）活动开始前的放松很重要，热身活动用轻柔音乐使成员放松，伴以放松的指导语效果更佳。

（2）对于成员的不同回答，培训师应给予接纳和肯定，尊重成员的真实感受，并且告诉成员响亮的声音容易听得到，而细微的声音不易听得到，需要更加全神贯注。对于活动中失误的成员也要及时鼓励。

（3）建议培训师对低龄成员可采用活动第一和第二部分，在成员年龄较大时可进行活动第三部分。

（4）培训师可根据条件寻找其他空心、实心的物品，如铁块、木块、砖块等，来制造更多不同的声音，以供成员辨别。

【探索与分享】

1. 活动过程中怎么才能分辨出不同的声音，请成员谈谈自己的感受？

从中引出倾听要认真、全神贯注。集中注意力对倾听非常重要。

2. 在活动过程中遇到了哪些困难，你是如何解决的？

活动中最大的困难就是不同声音混到一起时如何区分。从中引出在倾听过程中要积极动脑，认真思考，从而说明倾听不仅要用脑，还要用心。

活动 17 七巧板

【活动简介】

本活动引用传统智力游戏七巧板，又称智慧板。七巧板可以拼出 1600 种以上的图形，包括不规则图像、房子、高塔、动物和人物等。七巧板的乐趣就在于，你可以用它随意地拼出你自己设计的图形，更具挑战的是用七巧板拼出特定的图案。其中有些是容易拼成的，有一些却相当诡秘，还有一些则似是而非地充满了矛盾。

【活动目标】

通过想象和动手结合，拓展成员的思维及想象力；体验有效沟通与资源共享在团队合作与分配中的重要性。

【心理学依据】

操作七巧板是一种发散思维活动，有利于培养人们的观察力、注意力、想象力和创造力。尤其是6~9岁的孩子在形状、方位等方面正逐步形成概念，手脑结合的活动会促进他们想象力、创造力的发展和思维的拓展，同时也在视觉分辨、视觉记忆、手眼协调、扩散思考、创造性思维上为他们提供帮助。对于年龄较大的成员来讲，通过团队完成一系列复杂的任务，来实现管理主题的培训，如沟通共享、资源配置、创新思维等，以使团队得到整合。

【活动对象】

6岁以上。

【活动道具】

七巧板套装。

【方法与流程】

指导语："七巧板是我们的传统游戏之一。下面我们将进行一次七巧板拼图游戏，但是本游戏的规则设计有些复杂，简单概括为：分成7组，各有不同的任务，所有组要利用有限的拼图板，在规定时间内完成拼图任务，其中1组为中心，对其他组进行组织、协调和资源配置。活动时间30分钟，请大家遵守规则，注意安全。"

1. 布置场地，摆放椅子：每组三把椅子，按照下图位置摆好。每个组之间距离为两臂间隔，简单地说：七个组为一个正六边形的六个顶点和一个中心点。

2. 分组：把成员分为7个组（多出单数可以安排其他职责）。把7个组分别带到摆好的椅子坐好。宣布七组的编号。（见七巧板小组位置示意图）

3. 活动规则：大家所坐的椅子是不能移动的。在项目进行过程中，所有人的身体不得离开自己所坐的椅子。所有七巧板和任务书只能由第7组传递。各组的任务写在任务书上，完成任务，会有积分，全队在规定的30分钟时间内，总分达到1000分，团队才算成功。

（要求成员不得移动椅子和身体不得离开所坐 的椅子。）

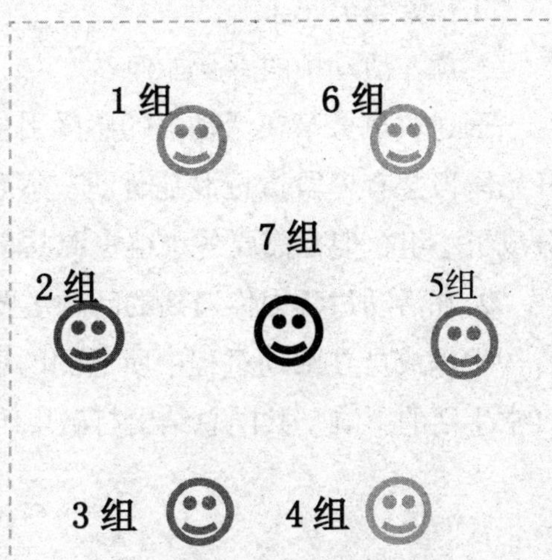

"七巧板"小组位置示意图

4. 把混在一起的35块七巧板随机发给七组，

每组 5 块。提醒成员在活动中使用七巧板时注意安全，只能手递手传递，严禁抛扔。

5. 然后将图一至图七按顺序发给 7 个组，最后将任务书一至七按顺序发给七组。

6. 成员组好图形后，请确认图形，符合要求的，在记分表上记分。活动时间到 30 分钟时，结束项目，计算各组分数和团队总分。

总结：活动开始，各个小组只了解本小组任务，不清楚其他小组的任务，整个大团队总体目标不明确，跟其他小组的配合比较少，资源无法得到充分利用。中间会经历一段混乱时期，只有当成员发现必须与其他组交换道具才能完成任务时，各小组才开始相互配合，并由中心组担当领导的角色来协调。

【规则与要求】

1. 活动人数：7 人以上。

2. 活动时间：30~40 分钟。

3. 活动场地：宽阔场地。

4. 注意事项：

（1）培训师要接受成员在活动过程中出现的各种问题，如思维慢、想象力差、动手能力弱。此活动不是训练成员在摆放拼图中的速度，而是通过拼图的摆放和变化激发成员的想象力和创造力，认识到想象力和创造力的趣味和魅力，从而激发成员自身的潜能。

（2）活动最后，培训师应引导每组的成员把混合在一起的拼图认真负责地分别摆放好，并且做到不遗失，养成物品用后恢复原位的好习惯和认真负责的品质。

（3）椅子用来固定位置，可以用坐垫或者布块代替。

【探索与分享】

1. 你在活动中的感受如何？

通过成员分享在活动中的感受引出思维需要多元化，需要想象力。小组任务的完成开始阶段会有一段执行混乱时期，感到任务无法完成。经历一番讨论后成员会发现虽然分成了小组，但是需要各小组资源共享。

2. 在活动过程中你遇到的问题主要是什么？你是如何克服的？

根据成员在活动过程中所遇到的思维瓶颈，让成员认识并清晰地感受到思维定势对日常生活的影响，共同总结出打破思维定势的方法及技巧。

活动 18 时间巧安排

【活动简介】

"时间巧安排"活动是在一定体积的容器内放入代表不同意义的积木，让成员感悟合理安排时间的重要性，养成时间管理的意识。

【活动目标】

引导成员建立一定的时间观念，认识珍惜时间的重要性，初步学习合理地安排时间。

【心理学依据】

时间观念的培养可通过学会科学合理的使用时间理念，养成良好的作息时间，坚持效率最大化原则，时常进行自我潜意识的培养，训练自我时间观念意识。

【活动对象】

6 岁以上。

【活动道具】

整理箱；生活学习包。

【方法与流程】

指导语："每一天的时间都是有限的，怎样能在有限的时间内完成尽可能多的工作，这就需要运用到时间管理的方法。下面我来带领大家进行一个时间管理的活动，这个活动可以帮助你学习时间管理的技巧，使时间得到更好地安排。活动中请大家积极开动脑筋，用心观察，看怎样的安排可以使时间得到最合理的利用。"

1. 分组：培训师将成员分为 4 组，每组 6 人。各组成员围成圈坐好。

2. 活动准备：培训师将四个整理箱和不同形状的积木分发给各组并讲解活动规则：整理箱代表我们一天的时间，不同形状的积木就代表我们每天必须要做的事情，像睡觉、上课、体育锻炼、写作业……培训师边说边往整理箱里随意放图形，直到堆满。一天的时间眼看就要过去了，怎么我还有些事情没有做呢，这是怎么回事？

盒底还空着一大块时间没有利用上：如果你把浪费的每一秒钟都积攒起来，会发现实际上你浪费了一大块时间；图形摆得很乱：如果我们对于每天要做的事情没有合理的安排，做事很随意，也会造成时间上的浪费。谁能帮我安排一下这些事情，让我在一天中能做完这些事情，减少时间上的浪费。

这就是各个小组现在的主要任务。请各组成员在 20 分钟内合理摆放积木，将尽可能多的积木放到整理箱中。放入积木数量最多的小组获胜。

3. 培训师讲解完活动规则后，发出开始指令，活动开始。

4. 活动结束后，培训师评选出在规定时间内放入积木数量最多的小组，给予奖励。请成员分享感受。

总结：时间是可以被管理的，科学合理的时间管理，不仅可以提高做事效率，更可以使我们的生活顺畅有序。本活动是把一天的时间及每件事的时间具象化，用不同的物品来代替，让成员对时间管理产生一个形象生动的认识，感悟到时间管理的重要性，提升在日常生活中运用时间管理的意识。

【规则与要求】

1. 活动人数：12 人以上。

2. 活动时间：20~30 分钟。

3. 活动场地：宽阔场地。

4. 注意事项：

（1）在合理安排自己的时间时，培训师要指导成员，安排时间要劳逸结合，符合实际情况，不能有不切实际的设计。

（2）为了营造气氛，培训师可适当设立奖项，激发成员的热情，如：最节约时间奖等。

【探索与分享】

1. 在活动过程中，你是如何安排时间的？

通过成员的自我分享，可以起到榜样成员的作用。对于时间安排不好的成员，培训师要通过认真观察，发现存在的问题，并让成员认真体会合理安排时间的神奇之处，从活动中感受合理安排时间的益处。

2. 该活动对你在实际生活、学习和工作中的时间管理上有何启发？

培训师在活动之前也可以对成员进行与时间管理相关的问卷测试，以使成员更清晰地认识自己。再结合本活动的体验，进一步引导成员将时间管理合理运用到生活、学习和工作中。

活动 19 记忆力大测试

【活动简介】

“记忆力大测试”包括两个活动，一个是让成员进行收纳盒物品位置记忆训练；一个是成员本身变化的观察记忆训练。通过这两个活动，成员自己总结记忆方法与技巧。

【活动目标】

提高成员的记忆力，学习记忆技巧和方法。

【心理学依据】

学习过程中，时刻都需要记忆很多知识点。一个好的记忆力或是有效的记忆技巧对于成员的学习会起到很好的促进作用。但只是简单地传授知识是无法做到的，只能通过实践经验的积累才能做到。本活动正是通过有趣活动让成员自己努力挖掘记忆的技巧，以此来提高记忆的水平。

【活动对象】

12 岁以上。

【活动道具】

记忆力收纳盒；日常生活配饰。

【方法与流程】

指导语："记忆是我们进行生活、工作、学习的基础，有必要对记忆进行了解。下面我们将进行一个记忆力测试的活动，在这个活动中，大家可以对自己的记忆水平有一个了解，同时这个活动可以帮助大家学习记忆技巧，提高学习效率。"

1. 准备：所有成员围成圈站好。

2. 活动一：培训师要求每位成员从自己身上取一件物品或从培训师处领取一件日常生活配饰，放到 24 格收纳盒里，并记好每件物品摆放的位置。然后将收纳盒拿走，将物品的位置打乱。请一位自告奋勇的成员上来，用最短的时间将物品恢复至原位置。重复几次后，请恢复位置比较快且准确的成员分享记忆位置的技巧。

3. 活动二：培训师让成员两两组成搭档，背对背站立。给他们 3 分钟的时间，在自己身上做 3 处变动。然后搭档回过头，用最短的时间将这些变动找出来。然后再背对背，3 分钟之内各自在身上做 10 处变动，回过头再用最短的时间彼此找找对方的变动之处。

4. 活动结束，培训师带领成员分享活动感受及记忆技巧。

总结：记忆是指对信息进行存储、运用的过程，假若没有记忆，就不会存在人类文明。通过位置记忆训练来考察成员记忆水平及记忆技巧的活动，培训师可以在成员分享的基础上，再提供一些科学有效的记忆技巧。

【规则与要求】

1. 活动人数：10 人以上。

2. 活动时间：20~30 分钟。

3. 活动场地：宽阔场地。

4. 注意事项：

活动过程中，如果成员无法找出变动的地方，培训师要适当地予以引导，鼓励成员认真想想，总结经验，下次应该从哪些地方记忆和回忆。

【探索与分享】

1. 你在游戏过程中是如何记忆物品摆放位置的？

从心理学的角度来讲记忆是按模块来进行的，每个模块中包含有 5~9 个单元，我们可以对单元中的内容进行调整，这就涉及了记忆技巧，不同的技巧对不同的内容形式会产生不同的效果。在成员分享记忆技巧的过程中，引导者可以提供一些成员没有提及的技巧，提高成员使用不同记忆技巧的意识。

2. 你是如何快速找出搭档身上的变动之处的？

通过成员的分享，让成员认识到记忆需要一定的技巧。常用的记忆技巧有：多种感官法、及时复习法、联想记忆法、概括记忆法、分类记忆法、理解想象法、重新组合法、谐音记忆法、口诀法等。

活动 20 创意房屋

【活动简介】

“创意房屋”是在设定的情境下，用给定的材料建造房屋的活动。目的是激发成员的创造力。

【活动目标】

通过开放性任务——建房子的设置，培养成员的创造性思维。

【心理学依据】

创造能力主要是指创造性思维和创造性个性品质。其中创造性思维是其核心，不受现有知识、传统经验的约束，从多角度、多方位、多结构去思考，以产生多个方案。创造性思维可以提高人类知识的总量和认识能力，开辟新的局面。创造性思维是可以被激发、培养的。本活动通过让成员发挥创造力，利用一些材料建造一间屋子，以激发成员的创造性思维。

【活动对象】

12 岁以上。

【活动道具】

塑料布；绳子（15 米）；宽胶带；不同颜色、大小的布；塑料棒；气球；剪刀；彩色纸。

【方法与流程】

指导语："创造性思维可以打破定势，促使我们从不同的角度，采用新颖的方法来解决问题。下面我们要进行一个建造房屋的活动，该活动可以锻炼你的创造性思维，从新的角度解决问题。活动需要大家借助团队的力量，共同来完成这个任务。"

1. 分组：培训师将成员分为 4 组，每组 6 人。培训师将现有材料平均分配给 4 组后，让成员站在指定的四个位置。

2. 培训师设定情境：你们现在被困于一个奇怪的岛上。这个岛一天内要经历风、霜、雨、雪、晴几种天气。趁现在晴天，你们要在规定的 20 分钟内，利用已有的材料建造起一座可以承受天气变化的房屋，这样你们才能在遇到恶劣的天气时有地方住。

3. 培训师发出开始指令后，开始计时，活动开始。

4. 时间到，活动结束。培训师和成员根据所搭建的房屋，共同评选出"最佳创意奖""最安全奖""最漂亮房屋奖"。

总结：创造性思维是在教育活动中很受关注的一种能力，掌握了这种思维可以使成员一生都受益无穷。他们会在生活、工作、学习中勇于打破旧有的经验，使自我能力得到更充分的发挥。这个小游戏要求成员在限定条件下完成房屋的建设，这就要求成员充分发挥各自的想象力，并付诸实施。培训师在游戏中可与成员分享一些激发、培养创造性思维的资料。

【规则与要求】

1. 活动人数：10 人以上。

2. 活动时间：20~30 分钟。

3. 活动场地：宽阔场地。

4. 注意事项：

（1）注意提醒成员使用剪刀时注意安全。

（2）除了搭建房屋，培训师可以自行设置做其他物品。

（3）在活动设置上，资源越少，时间越短，难度越高。

【探索与分享】

1. 你认为你们的房屋最有创意的地方在哪里？

不同的个体在看待同一个问题时，思维方式是有很大不同的，培训师在活动进行过程中要引导成员进入当时房屋建造的情境中去，通过回溯重现当时的情境，使成员对自己及团队当时的想法进行一个比较细致的描述，意在引导成员进行创造性思维。

2. 对自己的作品哪些比较满意哪些还不满意？

培训师鼓励成员对自己的作品进行描述，在开放、无拘束的环境中让成员畅所欲言，也有可能对成员的创造性思维有一定的激发效果。

3. 评价一下其他组作品有创意的地方是什么？

培训师要引导成员努力思考，发现作品的独特之处，以引出创新思维的概念，鼓励成员进行创造性思维。

活动 21 调整进球

【活动简介】

“调整进球”是一个向身背后投球的游戏，其他成员作为反馈者给投掷者简单的调整信息，投掷者根据反馈适当调整。

【活动目标】

通过活动让成员懂得学习要制定具体目标并根据实际情况不断做出调整。

【心理学依据】

培养良好的学习习惯，其中学习计划和目的的制定也是一个重要方面，这对于成员以后的学习及生活都具有重要意义。此外，还要对计划的完成情况进行检测，以清楚离目标的距离，及时做出调整。本活动通过游戏让成员懂得制定目标对完成任务的重要性。

【活动对象】

12 岁以上。

【活动道具】

塑料筐；网球；口哨。

【方法与流程】

指导语：“制定目标与计划，是顺利有序完成任务的必备程序，也是养成良好学习习惯的重要环节。下面我们将进行一个向背后投球的游戏，这个游戏可以帮你学习怎样制定计划，了解制定目标对完成任务的重要性。这个活动有一定的难度，需要小组成员的默契配合，发出明确的指令，投掷者根据反馈调整自己投球的力度与角度。”

1. 分组：培训师将成员分为 4 组，每组 6 人。规定各组活动区域后，培训师给每组分发 1 个塑料筐，10 个网球。规定起始点，相距 10 米。成员在起始线外待命。

2. 培训师讲解活动规则：每组选出一名参赛者，站在投球位置，目视前方站好，不可左顾右盼，不可回头。把装有 10 个网球的网兜交给参赛者。参赛者身后 10 米处放置一个塑料筐。注意不要把塑料筐放在参赛者的正后方，要让它略微向旁边偏出一些。参赛者的主要任务就是向身后的塑料筐投球，至少进一球才算成功（见“调整进球”活动位置示意图）。如果中途犯规，所投球成绩取消。

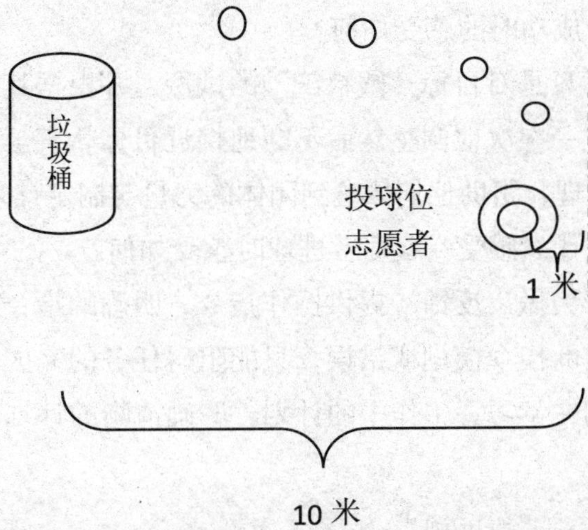

“调整进球”活动位置示意图

其他队员作为反馈者，对参赛者的投球情况给予准确表述“球在筐的前/后/左/右”。只允许通过语言传达指令，决不能给出与距离和投球力量等相关的提示。

参赛者将球投完之后换组内其他成员进行。

3. 每组选定一名成员帮助捡球。

4. 培训师总结与分享。

总结：这是一个向背后投球的游戏，投掷者看不到塑料筐的位置，只能根据小组成员提供的指令对自己的行为做出调整来完成这个任务。活动中需要小组成员对投球这个任务做出计划，培训师可以对成员进行引导，帮助他们把活动中的收获迁移到其他任务的完成中去。

【规则与要求】

1. 活动人数：12 人以上。

2. 活动时间：2~30 分钟。

3. 活动场地：宽阔场地，操场为宜。

4. 注意事项：

（1）注意不要让乱飞的球砸到人。

（2）可以蒙上参赛者的眼睛，而且不让他正好背对着塑料筐，这样，其他队员必须先指挥参赛者调整方向，直到基本上背对着塑料筐，然后参赛者才能开始投球。这种做法可以增加游戏的难度和趣味性。

【探索与分享】

1. 你是如何投球的？成功时的感受如何？

成员在投第一个球时只是对目标“塑料筐”的试探，并根据其他成员提供的反馈来调整投球的力度与角度，一次次地调整然后不断地接近目标，直至完成。培训师要引导成员对当时的情境进行再现，帮助他们体验到团体的力量与制定计划的重要性。

2. 负责指挥的队员是什么感受？参赛者进球时感受如何？

指挥员对投掷者的行为做出反馈，提供操作指令，明确的指令对任务的完成有很大的促进作用，但若指挥员的指令模糊或错误，只能阻碍任务的完成。引导成员认识到活动中的指令就相当于我们在学习、工作中的计划，明确清晰的计划是任务完成的重要因素。

活动 22 魔方阵

【活动简介】

“魔方阵”活动通过数字魔方游戏，让成员学会理性分析并通过探究规律，打破思维定势，以实现合作创新。

【活动目标】

让成员学会打破思维定势，体验合作创新；学会理性分析与寻找规律的探究方法。

【心理学依据】

习惯性思维是思维最大的敌人。生活环境、价值观和文化背景都会影响到人们对事物的认知和思维方式，但最重要的影响因素是过去的经验。常见的两种表现形式是适合思维定势和错觉思维定势。前者能使人们更好地适应生活；后者则容易让人们做出错误认知与解释。

【活动对象】

12 岁以上。

【活动道具】

数字背心；魔方布（数字设计如图）。

【方法与流程】

指导语：“理性分析和探索规律的能力有助于我们顺利地解决问题，下面我们要进行的游戏就需要运用到这两种能力，大家一起来撇开定势思维的干扰，充分发挥分析探索的精神。活动中可能会遇到一时的挫折，不必沮丧，你与你的团队是一起的，相信在大家共同的努力下一定可以渡过难关。”

1. 每个成员随机选择一件数字背心穿上，并记住自己背心上的数字；穿着相同颜色背心的成员为一组，每组 8 人。

2. 培训师将 3 块魔方布分别铺在地上，各组成员任选一块。

3. 培训师随机调整三组成员的位置，使每组成员的数字与所站方格内数字不一致，三组成员调整后的初始位置是一致的。

4. 三组成员位置调整一致后，培训师发布开始口令，看哪一组最先复位，即背心数字与方格数字一致（见“魔方阵”初始位置示意图）。

5. 移动规则：只允许魔方空格旁边的成员向空格移动，每次只能移动一个，不允许对角线上的成员向空格移动。

6. 用时最少的组获胜。

7. 培训师可视时间多少适当增加几轮活动。

	8	7
4	5	6
3	2	1

“魔方阵”初始位置示意图

总结：培训师会发现不同团队的进度可能会有很大的不同，有的团队配合很好，成员积极提出解决方案，然后很快就完成了任务；反之，有的团队活动进行不下去。培训师在发现类似情况时，注意引导成员突破思维定势，注重团队协作。

【规则与要求】

1. 活动人数：8 人以上。

2. 活动时间：20~30 分钟。

3. 活动场地：宽阔场地。

4. 注意事项：

（1）如果成员用时较长却没有移动成功，培训师提醒成员不要慌乱。

（2）在活动中培训师观察组员间的合作态度与效率。

（3）做好各小组之间的平衡，对误入“绝境”的小组给予适度的指点。

（4）为使魔方布能被多次利用，可以让成员脱鞋后踩上去。

【探索与分享】

1. 活动进行过程中，你是怎样分析问题的？活动过程中的心情如何？

成员的回答可能是多种多样的，培训师都要给予肯定与鼓励，同时与成员共同分享理性分析与探索规律的技巧，引导成员养成从不同角度思考问题的习惯。在整个活动中培训师都要注意营造、维持轻松愉悦的氛围。

2. 你们小组总共找到了几种移动方案？是如何打开思路的？

具备探索精神的成员不会只关注问题解决的结果，他们更热衷于探索多种方案，从多个角度尝试解决问题。生活中我们的思维容易被固化，倾向于选择最熟悉的思维模式，培训师要引导成员积极提出同一个问题的多个解决方案。

3. 合作中是否遇到了不同想法的摩擦，你们是如何解决的？

团体活动中摩擦难以避免，不同成员在面对摩擦时会有不同的反应，采取不同的策略。培训师要在成员始终达不成统一意见时提供指导，促进成员间的包容与沟通。

活动 23 高空落蛋

【活动简介】

“高空落蛋”活动将通过有趣的创造性活动，激发并培养成员的创造才能和创造精神。

【活动目标】

培养成员在团队合作中的创造能力。

【心理学依据】

创造力是每个人都具备的一种潜在特征。因此，在教育实践中培养成员的创造力，不仅是必需的，而且是可能的。我们不能奢望每个成员都成为非凡的创造者，但我们完全可以使每个成员在原有的心理基础上充分发展其创造才能。

【活动对象】

15 岁以上。

【活动道具】

生鸡蛋（成员自带，每组 1 个）；气球；塑料袋；竹签；塑料匙、叉；橡皮筋。

【方法与流程】

指导语："我们都知道，鸡蛋是非常脆弱的，但如何才能使鸡蛋从高空中落下而不摔破，接下来我们就要做这样的一个游戏，请大家充分发挥自己的想象力与创造力，使用有限的工具材料，在小组成员的共同努力下来完成这个任务。"

1. 培训师先选好场地。如果在户外，培训师可选定三层楼高的地方作为试验平台；如果在室内可以选择在桌子上。

2. 分组：培训师将成员分为 6 组，每组 4 人。

3. 每组领取材料：生鸡蛋 1 个，气球 1 个，塑料袋 2 个，竹签 3 支，塑料匙、叉各 2 支，橡皮筋 3 条。

4. 培训师宣布游戏规则：各组成员在 20 分钟内利用现有的材料，想出一个方案，让鸡蛋从高空中掉下不会摔破。20 分钟后，各组带着自己的鸡蛋到指定的地点把鸡蛋从三层楼高的地方放下来。其他成员可以在下面空地上观赏及检查落下的鸡蛋是否完好。

5. 从高空掉下后鸡蛋保存完好的小组获胜。

6. 如果还有时间，培训师可以鼓励大家再来一次比赛，或许，失败者的成员在观察别人的创作之后会有新的想法。新一轮的比赛规则可以是：每组要采用新的方案，不能与前一轮方案重复，目的就是激发大家创新。

总结：成员使用限定的材料，通过小组内讨论，最终形成一个解决方案，完成使鸡蛋从高空中完好地掉落下来的任务。活动考察了团队合作的创造能力，促进成员形成创造性思维。培训师引导成员形成每个人都具备创造潜力的意识。

【规则与要求】

1. 活动人数：5 人以上。

2. 活动时间：20~30 分钟。

3. 活动场地：宽阔场地。

4. 注意事项：

（1）提示成员站到高处时注意安全问题。

（2）活动后，培训师还可以给出一些参考方案：

①双气球型：就是将鸡蛋放入一个气球中，将其充入一定量的空气后封口，在第一

个气球外面再套一个气球，充入适量空气后封口。靠两层气球之间形成的气垫，减免地面对鸡蛋的冲击。

②不倒翁型：就是为使整个装置下落时能保持稳定状态，就要把重心尽可能降低，像不倒翁一样，确保始终让一个面着地。

③降落伞型：就是利用降落伞原理，靠伞装置增大空气阻力，减慢下降速度，从而减少动能转化的冲击力，以使鸡蛋装置平稳落地。

④螺旋桨型：就是在整个装置上方制作一个螺旋桨，当向下释放装置时，靠流动的空气推动，使螺旋桨旋转起来，以保证鸡蛋平稳着陆。

【探索与分享】

1. 你们组的创意是怎么得来的?

每个人都具备创造力的潜在特质，活动中培训师对成员进行鼓励，激发他们的创造意识。同时让他们对创造力有个全面的认识，了解创造性思维的可培养性，形成遇到问题从多个角度思考的意识。

2. 观看过其他小组的创作后，你有什么启发?

创造力是可以培养的，细致入微地观察是创造的前提条件，为成员提供知识储备或激发其创造灵感。

活动 24 平衡棒

【活动简介】

“平衡棒”是要求身心协调的一种游戏。成员需要用手掌托起竖直放置的平衡棒，并完成相应的动作。

【活动目标】

培养成员集中注意力，锻炼平衡能力，体验高度投入状态。

【心理学依据】

平衡能力是通过抵抗破坏平衡的外力，以保持全身处于稳定状态的能力，是调整素质的一种能力要素。人的任何活动都是在保持身体平衡的状态下进行的，即便是在静止状态下也需要平衡能力来维持姿势。在维持身体平衡过程中，既要做到肢体上的协调，又要求保持高度的注意力，所以必须达到身心的高度投入。

【活动对象】

6 岁以上。

【活动道具】

平衡棒（接力棒）；口哨；秒表。

【方法与流程】

指导语："平衡能力是我们进行一切动作的基础，哪怕是在静止状态下我们也需要平衡能力来维持姿势。下面我们来进行一个锻炼大家平衡能力的活动，活动需要大家高度集中注意力，不然平衡棒会从你手中掉落。"

1. 分组：培训师将成员分组，每组 6 人。

2. 规定活动的起点和终点，各小组排成一列站在起点位置。

3. 每人分发一根平衡棒。

4. 培训师讲解活动规则：手掌心朝上，将平衡棒竖直放在手心中央。培训师宣布开始后，各组第一个组员托起平衡棒，从起点走向终点。前一位成员到达终点后，下一位组员才可以从起点出发。依次进行，直到各组最后一位成员到达终点。如有平衡棒掉落，成员捡起平衡棒后可继续进行活动，但每掉一次扣除 1 秒的成绩。

5. 培训师计时，用时最少的一组获胜。

6. 活动结束后，培训师带领成员分享活动收获与心得。

总结：将平衡棒放在手心，在保证平衡棒直立的状态下完成任务。活动需要成员保持高度的注意力、耐性，同时对成员的平衡能力也是种锻炼。培训师引导成员进入并体验到高度投入的状态。

【规则与要求】

1. 活动人数：不限。

2. 活动时间：20~30 分钟。

3. 活动场地：宽阔场地。

4. 注意事项：

（1）培训师在活动过程中要注意观察那些做不好的小组，及时鼓励，并适时指导。

（2）培训师可以加大游戏难度，如在过程中增加障碍物等。

【探索与分享】

1. 活动开始的时候为什么总是不能成功？后来是怎么成功的？

通过成员在活动过程中的思考，让成员意识到要取得成功，需要高度的注意力和平衡能力，同时要注意团队协作，团队中的成员需要互相包容与鼓励。

2. 活动对你的现实生活有何启示？

现实生活中的任何事情只有更多专注地投入才能取得期望的效果。同时，现实生活和工作也时常需要我们来平衡才能避免冲突。

活动 25 青蛙跳

【活动简介】

“青蛙跳”的活动要求成员模仿青蛙跳的动作，在保持双手紧握脚后跟的状态下跳过划定的距离。游戏看似简单但却充满了挑战，成员在游戏中可享受到参与的乐趣。

【活动目标】

让成员懂得努力过程的重要性，完成从关注结果到关注过程的转变，享受参与的乐趣。

【心理学依据】

在学习过程中总会遇到困难和挫折，有些成员在困难面前越战越勇，有些成员却被困难吓倒，止步不前。不同的行为必将导致不同的结果，造成人们面对困难反应差异如此之大的原因可能多种多样的，有调查发现比较常见的原因是对自己没信心或过分看重结果。这个活动就是要让成员明白困难无处不在，哪怕只是一个看似非常简单的游戏，但只要自己付出了努力，从这个过程中有所收获，结果如何并不重要。

【活动对象】

12 岁以上。

【活动道具】

绳子（5 米）。

【方法与流程】

指导语：“我们总是会遇到各式各样的困难与挑战，有些可能远远超出了我们的能力范围，但是大多数的困难都在我们可接受的范围内，只要我们保持坚定的信心，采用合理的方法，必然可以使困难得到解决。下面我将带领大家来进行一个游戏，游戏中要求大家模仿青蛙跳，在双手紧握脚后跟动作不变的情况下，跳过划定的距离。活动中可能会遇到困难，不要沮丧灰心，注意观察其他成员的动作，并认真思考，相信你一定可以找到克服困难的方法。”

1. 培训师把绳子拉直后放在地上。

2. 分组：培训师将成员分成 2 组，每组 10 人。

3. 培训师先请一组成员依次排列在距绳子 30 厘米处站立。

4. 培训师告诉他们活动规则：请他们下蹲，双手分别紧握脚后跟，跳过绳子。要求：活动过程中，他们只能向前跳跃，不能滚动或者倒下；同时双手紧握双脚，不能放松。

5. 培训师注意观察哪些成员能跳过绳子。

6. 培训师安排另一组成员进行游戏。

7. 活动结束后，培训师请成员总结并分享活动中的经验。

总结：看似简单的游戏也可能蕴含着重重的困难。部分成员即使很努力了，也不见得就一定会成功。培训师对这些成员要进行引导，让他们认识到在解决问题的过程中积极思考应对策略，并为之努力，最重要的是收获了参与游戏的乐趣，这些都是非常珍贵而需要用心珍惜的。

【规则与要求】

1. 活动人数：8 人以上。

2. 活动时间：30~40 分钟。

3. 活动场地：宽阔场地。

4. 注意事项：

培训师要注意激发成员参加活动的兴趣。引导成员认识到这个看似简单的游戏其实并不容易完成。鼓励成员认真思考，多做尝试，让成员体会到努力思考的乐趣。

【探索与分享】

1. 当你听到这个任务后，第一感受是什么？你是怎么做的？

培训师引导成员认识到，有些看似简单的问题，其实要完成它们也需要我们认真动脑。而且，我们付出努力，并不一定就能够获得成功。

2. 你完成的情况如何？有什么感受？

成员的完成情况可能有多种结果，培训师要引导成员不要过分地关注结果，游戏的最大收获就是我们从中得到了乐趣。

3. 你觉得游戏的目的是什么？

活动的意义在于这个认真思考的过程，这个游戏是要告诉我们，学习过程中应该多关注努力的过程。只要我们尽了自己最大的努力，即使没有成功，也是值得骄傲的。

活动 26 急速传递

【活动简介】

“急速传递”是一类传乒乓球的游戏，成员通过运用创造性思维提高传递速度，使思维得到训练。

【活动目标】

鼓励成员打破思维定势，培养创新思维，提高智力水平。

【心理学依据】

思维是智力的核心，思维能力的发展水平直接影响到个体的智力状况，而创造性思维则是思维的一面镜子。青少年时期是成员思维形成的关键时期，在此阶段对成员的创造性思维进行训练能大大促进其智力水平的提高。

【活动对象】

12 岁以上。

【活动道具】

三种不同颜色的乒乓球；秒表。

【方法与流程】

指导语：“打破常规，另辟蹊径，是创新思维的核心内容，也是我们需要培养的素质。下面我们来进行一个急速传球的游戏，在这个游戏中大家可以使自己的创造思维得到充分的锻炼，激发大家进行创造性思维的意识。”

1. 培训师将成员按 8 人一组进行分组，共 3 个组。

2. 每组领取不同颜色的乒乓球各 1 个，并各选一名发球者。

3. 游戏规则：发球者按照一定的颜色顺序将 3 个球依次从手里传出，要求球最后按相同的顺序回到发球者手里。在传递过程中，每个球必须经过每个人的手。

4. 培训师给每组 5 分钟的练习时间，允许各组反复尝试，找到本组传球所需时间最短的方式。

5. 三组同时开始比赛，培训师计时。比赛共设三轮。记住，各组在比赛时，球每掉地上一次就增加 10 秒。

6. 三轮比赛的平均传球时间最少的那组为获胜组。

总结：在急速传球的游戏中，不同的组可能会使用不同的策略，不论是什么样的方案，培训师都应对成员进行鼓励，同时激励大家不要只局限于一种解决方案，可以从多个角度来思考问题。

【规则与要求】

1. 活动人数：20 人以上。

2. 活动时间：30~40 分钟。

3. 活动场地：宽阔场地。

4. 注意事项：

（1）活动结果并不重要，培训师重在不停地鼓励和引导成员开动脑筋，思考问题。

（2）如果成员没有想到更好更快的方法，培训师可以提供一个最快的方法供成员参考：成员的手扣成圆筒状，让三色球像自由落体一样穿过每个人的手，既按照顺序，又经过了每个人的手，时间还会很短。

【探索与分享】

1. 你在游戏中都曾想到过哪些方法？你是否在过程中就认为某种方法已经是最快的，但后来又想到什么更快的方法？那时候的感受是怎样的？每一次缩短时间后你的感受是怎样的？

通过引导成员回顾自己的思考历程，鼓励成员从中得到启示。分享反思过程中，成员可能会出现以下四种反应：排斥分享、对于分享无所谓、合理得当的分享和不恰当的分享。

2. 该游戏与你的实际生活有什么联系？你能从中得到什么启发？

通过以上问题，培训师重点引导成员意识到每个人的潜能是无限的，无论是在生活中还是在学习中，要多动脑筋，发挥想象力和创造力，摆脱已有经验的影响，打破定势思维；遇事可以试着从各种不同的角度去想办法；只有当个人不断突破固有思维模式的影响，才能发现自己新的潜能，提高自我效能感，进而能更好地建立自信。

活动 27 吸管无敌

【活动简介】

“吸管无敌”是一种激发创造力的游戏，成员尝试用吸管穿过土豆，在游戏中找到发挥创造力的乐趣。

【活动目标】

放松情绪，激发成员的探索欲望与创造力。

【心理学依据】

创造力是人类智慧的最高表现形式，是人类的特征；实证研究表明创造力是可以训练的，如通过培养成员的基本知识与技能、鼓励其好奇心与探求欲、树立目标与意向、传授进行创造力表现的技术与策略等。其中创造力和创造性思维紧密相关，通过对思维方式的训练可以提高创造能力。

【活动对象】

12 岁以上。

【活动道具】

土豆（自备）；吸管。

【方法与流程】

指导语："我们有一个常规的认识，吸管是用来喝饮料的，通常不是太坚固。现在我们来做一个游戏，请大家用吸管穿过土豆，游戏有一定的挑战性，请大家开动脑筋，用心思考怎样才能完美地完成这个任务。"

1. 培训师拿出一个土豆和一支吸管，并告诉大家：这是一支普通的吸管，哪一位想尝试用吸管穿过土豆？

2. 如果有成员想尝试，可以将吸管和土豆给他们进行尝试。

3. 活动前培训师也可以将成员进行分组，各组分别进行尝试之后共同分享经验和技巧。

总结：这是一个看似很简单的游戏，但是却很挑战成员一贯的习惯与认知，要求用脆弱的吸管来穿透坚硬的土豆。活动中成员需要积极调用心理资源，打破已有经验的限制，在此基础上寻求新颖的解决方案，并随着游戏的进行引导成员放松紧张焦虑的心情。

【规则与要求】

1. 活动人数：10 人以上。

2. 活动时间：20~30 分钟。

3. 活动场地：宽阔场地。

4. 注意事项：

（1）方法提示：选择土豆的某一侧面，一手握住吸管猛地刺入土豆靠近边缘的地方。

（2）活动前的尝试阶段，培训师可以不做任何问题性引导或分享。

【探索与分享】

1. 刚开始听到这个活动时，你觉得可能做到吗？为什么大多数成员开始都觉得不可能做到？

培训师密切关注成员的反应，有些成员开始时可能不以为然，认为这样的游戏过于简单、单一，不具备什么吸引力，游戏一开始便存在轻视的心理，对这些成员培训师需要耐心地鼓励与引导，也可以让这部分人先进行尝试。但相信大部分成员的反应是积极的，游戏中的情境是他们在生活中不曾遇到的，对他们而言是非常新奇的，因而这部分人在活动中的表现是主动、热烈的。

2. 你是怎么成功地做到用吸管穿过土豆的？

培训师在所有成员都尝试过后，可以请一些在活动中表现比较好的成员来跟大家一起分享经验，或者培训师亲自做演示，一边讲解一边向大家展示吸管穿土豆的技巧。

活动 28 疯狂的设计

【活动简介】

“疯狂的设计”活动是让小组成员运用肢体动作来展现字母以及一个完整的单词。这是一个看似简单的游戏，但是需要成员发挥想象力和创造力，并在团体的协调配合下才能保证任务的完成。

【活动目标】

调动成员的创作热情，激发其想象力和创造力，促进其思维更加灵活、流畅。

【心理学依据】

创造力的实现需要将想象转化为现实，没有实现的想象只能是空想。创造力的实现需要严苛的条件，如丰富的知识和经验，有助于提出更多更好的创造性设想，同时可对设想进行分析、鉴别与修正，有利于创造性方案的实施与检验；个体具备创造素质，包括有强烈的求知欲、坚韧不拔的意志、独立思考的精神、积极主动的进取心；当然也不能缺少高度集中的注意力、精确持久的记忆力、灵活的操作能力，所有这些因素相互影响促进，共同决定了创造力的实现程度。使用肢体动作的创造，促进身体的灵活性，同时使想象力得以表现出来，是激发创造力的有效方式之一。

【活动对象】

12 岁以上。

【活动道具】

英文字母卡片；英语单词卡片。

【方法与流程】

指导语："创造性的设想需要实现出来才能最大程度地发挥创造力的价值，否则只能是空想。下面我们来进行一个书写字母的游戏，游戏中可以使大家对创造性设想的实现过程进行深入地了解与体会。活动需要大家发挥想象力和创造力，使用肢体动作进行创作性表达，同时需要大家共同合作，相互配合，才能保障活动的顺利进行。"

1. 分组：将成员分成两个小组，每组 10 人。

2. 第一阶段：小组成员派一个代表从培训师提前准备的 26 个字母卡片中抽取 2 张。在培训师发出"开始"的指令后，各小组都争取在最短的时间内摆出这两个字母。

3. 第二阶段：小组成员派一个代表从培训师提前准备的 10 张英语单词卡片中随机抽取 1 张，然后在培训师发出"开始"的指令后，各小组争取在最短的时间内摆出这个单词。

4. 游戏中用时最短的组获胜。

5. 活动结束，成员互相分享心得体会。

总结：游戏要求大家充分发挥创造力，在团队共同努力下，运用肢体动作来表达字母与单词。该游戏可以锻炼大家的发散性思维及身体的灵活性，通过参与使成员可以清楚地意识到实现创造性设想需要具备的主客观条件，有助于成员形成对创造性设想进行实施与检验的意识。

【规则与要求】

1. 活动人数：至少 2 个小组，每组 10 人左右。

2. 活动时间：20~30 分钟。

3. 活动场地：宽阔场地。

4. 注意事项：

（1）如果条件允许，可以提供比较干净的场地，成员在摆字母姿势时可以随便躺下或坐卧。

（2）第二阶段的活动中使用单词的字母个数必须是一致的。

【探索与分享】

1. 一个人摆字母时，你是如何不断调整自己的动作的？

个体只有融入群体才能更好地发挥自己的价值。在团队协作中彼此之间的有效沟通是非常必要的，只有这样才能更好地理解他人的想法，并传输自己的意见。

2. 小组摆单词时，你们组内是如何分配任务的，最大的难度是什么？最具创意的地方在哪里？

在摆单词的活动中可能会出现比较混乱的情况，比如多个人去摆同一个单词，或者某个单词无人问津。任务的成功完成需要整个团队的协调配合，合理完善的工作分配。

活动 29 德国心脏病

【活动简介】

“德国心脏病”是一个要求成员注意力高度集中并快速做出反应的游戏。游戏中几种动物在森林里漫步，需要成员帮助它们寻找喜欢的水果。每个成员按顺序轮流翻开一张牌。当两张完全一样的牌或者一种动物以及它喜爱的水果出现在桌面上时，所有成员必须尽快按响铃。第一个按响铃的成员赢得桌上所有面向上的牌。赢得的卡牌最多的成员获胜。

【活动目标】

锻炼成员的注意力和快速反应能力。

【心理学依据】

注意力是智力的基本因素之一，也是观察、记忆、思维、想象的基础。注意力既是一项品质，也是一种能力，完全可以训练。快速反应能力与注意力密切相关。纸牌游戏可锻炼注意力高度集中和快速反应能力。

【活动对象】

6 岁以上。

【活动道具】

骰子；铃铛；圆木板；方形小毛巾；坐垫（自备）。

【方法与流程】

指导语：“大象、猴子和猪一起到丛林中寻找自己喜欢的水果，但是他们在丛林里转来转去迷了路，现在需要我们帮助它们在纸牌上找水果。”

1. 将成员分组：2~6 人一组，以圆木板为中心围成圆形坐下。

2. 准备：将铃铛放在圆木板中间，并保证所有玩家都能方便地按到铃铛，将方形毛巾垫在铃下面。

3. 洗牌：洗混所有的牌，并按照游戏人数均分。（如果是 5 人游戏，在开始时将会有人比其他人多一张牌，但是这个影响不大）。每个成员再次洗混自己的牌，并将自己的牌正面向下放在自己面前，摞成一摞。新牌离铃铛要有一段距离，中间放置出过的牌。

4. 确定初始出牌顺序：培训师随机指定一位参赛成员，由该成员投掷骰子 1 次，骰子数是几，就从投掷者开始顺时针数几个成员，最后数到者第一个翻牌。

5. 翻牌方法：翻牌必须从最上面一张开始翻。你翻牌的速度越快，则你自己能越早看到牌。

6. 按铃规则：游戏中有水果牌和动物牌。水果牌包含香蕉、梅子、草莓和柠檬的各种不同组合。动物牌中包含大象、猴子和猪。当所有玩家的出牌中出现以下几种情况之一时，你必须尽快按响铃铛。

（1）出现 2 张完全一样的水果牌。

（2）出现动物牌以及他喜欢吃的水果牌。

猴子不喜欢柠檬，出现猴子的时候，翻开牌里没柠檬就可以按铃；大象不喜欢草莓，翻开牌里没有草莓就可以按铃；猪喜欢牌中所有的四种水果，只要牌里出现猪就可以按铃。

（3）其他自定规则。

7. 赢牌家：第一个按响铃的玩家且按铃正确，赢得所有面向上的牌。赢得的牌需要面向下放置在自己牌堆的底部，并翻开第一张牌开始新的一轮。

8. 离场：当其中一个玩家的牌堆没有牌了，他必须离开游戏。他出过的牌堆仍然留在原处并需要参与判断，直到有其他玩家将这些牌赢走。

9. 游戏结束：当游戏只剩下 2 个玩家时，游戏结束。这两个玩家需要完成当前轮，直到有一个玩家赢得桌面上所有面向上的牌。

此时有一个特殊规则：如果一个玩家按错铃受到惩罚，则另一个玩家立即赢得桌上所有面向上的牌，游戏结束。

10. 游戏结果：最终牌数量最多的玩家赢得游戏；所有提前出局的玩家要从惩罚牌中抽取一张惩罚牌，按照牌面内容接受惩罚。

总结：这个游戏主要涉及判断水果数量和类型，以及水果和动物的关系。注意引导活动成员熟悉活动规则，并总结赢牌的方法。

【规则与要求】

1. 活动人数：6 人以上。

2. 活动时间：20~30 分钟。

3. 活动场地：宽阔场地。

4. 注意事项：

（1）所有参与成员在游戏前必须取下手表和戒指等尖锐物品，以保证没有人会在激烈的争夺中受伤。

（2）在游戏中，玩家的手不可以一直放在铃上或太靠近铃。每个玩家必须把手放在自己的牌堆旁边。

（3）培训师可根据人数设置新的游戏规则或者玩法。

【探索与分享】

1. 活动中出局的原因是什么？在这个活动中获胜的最关键因素是什么？

在这个活动里出局者都是因为输光手中所有的牌而中止活动的。造成输牌的原因主要有两方面，一是反应不够快，二是反应快但是反应错误。因此在这个活动中获胜的最关键因素是速度与准确性的权衡，活动者应合理调整自己的判断速度和准确性，争取让自己手中的牌有所增长，最后战胜对手。

2. 你抽到怎样的惩罚牌？接受的惩罚对你来讲感受如何？

惩罚牌上的内容，主要是一些简单的小任务。比如，学一种动物叫声、给大家讲一个笑话、从 50 倒数到 1 等。这类小任务一般被惩罚者很容易完成，能消散活动中紧张的竞争气氛，为大家带来一些乐趣。

活动 30 雷阵

【活动简介】

“雷阵”活动是成员在规定时间内按照规则穿越布满“雷”的区域。本活动目的在于培养成员突破思维定势，走出理性盲区，培养创新意识。

【活动目标】

突破思维定势，走出理性盲区，培养创新意识；培养善于吸取经验教训，少走弯路的能力；善于利用工具与资源。

【心理学依据】

思维定势是由先前的活动经验而造成的一种对新活动的特殊的心理准备状态，或活动的倾向性。在环境条件不变时，定势使人能够应用已掌握的方法迅速解决问题。而在情境发生变化时，固有经验的局限性则会妨碍人采用新的方法，束缚创造性思维的发挥。

【活动对象】

15岁以上。

【活动道具】

雷阵套装。

【方法与流程】

指导语:“雷阵看似一片平静,但是暗藏着危险,一步不小心触碰到地雷,就危及生命。下面我们将进行一个团队活动——雷阵。我们分队后将在一定时间内找到安全的路通过一片雷阵。”

1. 将成员带到雷阵场地，列队分组：按A B、A B……报数，宣布报“A”者为一组、报“B”者为一组。“A”组请到1~6号格前面，“B”组请到7~12号格前面。

2. 规则叙述两遍后，不再解释，不回答任何问题。

规则：

（1）粗黄线以内是雷阵，大家所站的位置是入口，对面的粗黄线为出口，两侧为悬崖峭壁不可逾越。

（2）每次只能有一名队员在雷阵内活动。

（3）进入雷阵者只限于走相邻的格子。

（4）不允许踩线，不允许跨越，不允许试探。

（5）雷的分布是未知的，每前进一格时要停顿一下，当我说“有雷，请按原路返回”，该名队员必须按照来时的路线返回横线以外，当我说“请继续”，表示无雷，可以进行下一次的扫雷。

（6）规定时间内完成为满分，违例一次扣1分，被扣分的项目有：踩线、跨越、试探、未按原路返回、重复触雷、非进入雷阵者进入雷阵。

（7）过关时间只有X分钟（培训师可以根据成员人数自定时间）。

3. 粗黄线内为雷阵，“IN”一行为入口，“OUT”一行为出口。两边为悬崖绝壁，不能通过。

4. 全体依次通过雷阵，雷阵内只允许一人活动，其他人不准踏入雷阵。

总结：雷阵活动后培训师注意引导活动成员，探索如何突破思维定势，利用工具与资源，培养创新意识。

【规则与要求】

1. 活动人数：12人以上。

2. 活动时间：30~40分钟。

3. 活动场地：宽阔场地。

4. 注意事项：

（1）控制场面很重要，使成员认真、投入，遵守纪律和项目要求。

（2）成员作标记时，要禁止其在雷阵图上面划痕迹，不易去掉。

（3）项目结束后培训师应及时带领成员将场地上的标记物清除干净。

（4）场地要清扫干净。

（5）野外雷阵图，开始前要清理图上的硬物、尖物。

（6）不要过早地将路封住，可以适当做调整。

【探索与分享】

1. 红色的雷阵其实是一个安全区，为什么大家没有想到呢？

红色的雷阵因为它的颜色、大小不一样，在我们大脑中立刻反应是终止。

2. 在这个活动中对习惯思维有什么认识？

习惯性思维常常引起思维定势，思维定势就是人们相信自己以往解决问题的方法，不假思索地用这种方法来解决新问题。思维定势让我们相信只有一种解决问题的方法，使思维之路越走越窄。

3. 您认为完成雷阵活动，最重要的思维能力是什么？

以新异的、发明性的方法来正确解决问题的思维过程叫创造性思维。在雷阵的活动中，需要打破思维的框架，以创造性思维认识和解决问题显得尤其重要。

第六章　良好人际的构建

活动31 穿越树林

【活动简介】

“穿越树林”这个活动让成员扮演存在一定缺陷的不同角色，通过相互合作共同穿越障碍。旨在让成员在活动中体验共情的重要性，激发责任意识并学习互助的技巧。

【活动目标】

培养成员共情的能力和对他人的责任感，并通过活动使成员掌握初步的助人技能，引导利他行为。

【心理学依据】

共情（empathy），也称为同感、同理心、通情达理、设身处地等，是由人本主义创始人罗杰斯（Carl Ramsom Rogers）所阐述的概念，是指人与人交流中表现出的对他人设身处地理解，能积极体验他人的快乐、痛苦等感情和需要的能力。能共情、善于理解他人是人社会交往能力的基础，同时有爱心、乐于助人也是人格完整和谐的一部分。对于成员来说，其成长阶段正是人格形成、完善的关键期，帮助成员学会共情，培养人际互动的本领与同情心和责任感就显得尤为重要。

【活动对象】

12 岁以上。

【活动道具】

轮滑障碍物；匍匐网；沙滩球；坐垫（或布块代替）；圣诞老人帽子；背心；眼罩。

【方法与流程】

指导语:“各位朋友,下面我们要做一个非常有趣的游戏,游戏中有2个人,一个盲人,一个重伤者,他们被困在了危险的大森林中。2个人的活动都受到一定的限制,盲人不能目视,重伤者无法动弹,这就需要两人积极合作,利用彼此的优势,克服重重困难共同穿越森林。”

1. 分组:培训师将成员随机分组,每组2人,并进行角色分配,盲人需要带上眼罩。

2. 排序:培训师请各组派一名成员代表进行抽签,决定出场顺序。

3. 规则讲解:活动开始前讲解规则——你和你的同伴被困在一个树林里,你们分别是一个盲人,一个重伤者。你们面前的这组轮滑障碍物组成一条小路,就是你们置身的森林,轮滑障碍物代表树木,沙滩球代表小土坡,坐垫代表小湖。你们两人要互相帮助,穿越层层障碍物,然后盲人还要帮重伤者穿上背心,一起走出树林。穿越树林时间最短而没有碰到障碍物的小组获胜。碰到障碍物的小组要重新开始。

4. 活动开始:请第一组成员准备好后开始挑战,同时培训师开始计时。各小组依次进行。

5. 活动完成后,请成员分享自己在活动中的感受。

总结:活动结束后,培训师进行总结,简要总结小组成员的表现,尤其是对共情能力强、互助技巧强的组员进行表扬,启发成员思考如何更好地共情和互助,并体会帮助别人和被人帮助带来的幸福和快乐。

【规则与要求】

1. 活动人数:10人左右,人数要求为双数。

2. 活动时间:30~40分钟。

3. 活动场地:宽阔场地。

4. 注意事项:

(1)在活动进行过程中,需要选出2~3名培训助手协助培训师维持秩序和对组员进行监督,同时要特别注意安全,避免成员摔倒受伤等危险情况发生。

(2)培训师要关注成员用什么方式来互相帮助,注意观察成员的言语、动作和神态等。

(3)在分享和总结时,培训师要特别关注那些表现特别好、用时特别短的小组,以及特别莽撞、不考虑别人感受、表现特别差的小组。在引导成员思考的过程中,培训师要擅于抓住时机,让成员学会如何共情,感受助人和受助所带来的快乐。

【探索与分享】

1. 扮演盲人的成员，你刚刚蒙上眼的那一瞬间，是什么感觉？在穿过障碍物时，你又是如何做的，心情如何？在这个过程中，你的心情有什么变化？你想对同小组的成员说什么？

扮演盲人的成员一定对盲人的世界充满新奇和不适应。因此，在分享过程中，配合比较好的小组成员，对当时的感觉、心情及对同组成员的依赖和渴望都会分享得比较充分。此时培训师应该顺势引导成员对如何共情进行思考，让成员理解盲人和残疾人的感受，以及他们渴望别人帮助的心情，使成员懂得理解关爱残疾人。同时还要引导他们，要帮助别人，仅有共情和热心是不够的，还要学会站在对方的角度思考问题，学习助人的技巧和培养对他人的责任心。此时，对于配合不太理想的小组成员，可以请小组两个成员互换角色之后再进行一次体验，帮助他们更好地理解。

2. 扮演重伤者的成员，你在活动过程中，扮演了什么角色？你是如何帮助组员的？你想对同小组的成员说什么？

扮演重伤者的成员作为一个“不能动弹的”人，在分享过程中除了分享自己对盲人组员的帮助之外，可能更多的会分享自己的受助过程。此时培训师要引导成员学会向别人求助和表达自己的需求，并要懂得对帮助自己的人表达感谢之情。同时，还可以引导成员思考，我们的人生正像这场走出森林的游戏，在人生的过程中，我们每个人也都是不完美的，也都会遇到各种各样的障碍、困难，但共情和互助会让我们“风雨兼程，勇往直前”。

活动 32 合作夹球

【活动简介】

“合作夹球”包括买乒乓球和传乒乓球两类活动，成员通过相互合作来完成指定的任务。

【活动目标】

通过活动帮助成员提高团队合作能力。

【心理学依据】

“学会共同生活，以便与他人一道参加所有活动并在这些活动中进行合作”被联合国教科文组织确认为 21 世纪教育的四大支柱之一。培养成员学会关心、学会共处、学会做人、学会发展的健全人格，已经成为全社会的共识。然而，成员成长的过程是由自然人变为社会人的过程，而这种转变的基本途径之一便是学会与人交往合作的能力。因而，合作意识的培养是当务之急。

【活动对象】

12 岁以上。

【活动道具】

代金币；收纳盒；乒乓球；大筷子。

【方法与流程】

指导语："筷子的标准长度为七寸六分长，代表我们有七情六欲，与动物有本质的不同。我们一日三餐都会用到筷子，想必大家使用筷子已经得心应手。不过我们平时主要是用筷子夹取食物，今天我们的活动是用一根筷子取乒乓球，筷子也比日常用的要长很多哦。"

1. 培训师将代金币随机发给每个成员。所有成员围成圈站好，培训师解释卡片上的钱数，并告诉成员一共有几种币种。

2. 培训师讲述热身游戏的规则：我这里有 6 盒乒乓球（每个盒中放 5 个乒乓球），一会儿，我们要分组用乒乓球来做个游戏，这些乒乓球需要用成员手中的钱来买。一盒乒乓球的价钱是 11.11 元。培训师只会把乒乓球卖给钱数正好的小组。你们想想办法，怎么才能买到乒乓球。

3. 分组：买到乒乓球的成员坐到一起，组成一个新的小组。准备开始新的游戏。预计所有成员将分成 6 组，每组 4 人。

4. 活动第一部分：看谁动作快

培训师让成员将乒乓球先放在收纳盒中。培训师发给每个小组一个空的收纳盒，两个收纳盒之间的距离为 8 厘米，每个成员一根筷子，并讲解活动规则：请活动成员在规定时间内，用手中的一根筷子将乒乓球从一个收纳盒中转移到另一个收纳盒中。只许独自完成，手不能碰乒乓球，不能动收纳盒，不能借助筷子之外的任何工具。

培训师规定时间为 10 分钟，看哪个组运的球最多。

5. 活动第二部分：合作快乐多

重新进行上述活动，但这次小组成员可以寻求合作，想想办法，把乒乓球转移到空的收纳盒中。要求手不能碰乒乓球，不能动收纳盒，不能借助筷子之外的任何工具。（不再明确要求只许独自完成，只用一根筷子）

6. 活动结束，成员分享心得体会。

总结：活动实际是由三部分组成的。第一部分是活动成员使用代金币购买乒乓球。第二部分是活动成员用一根筷子独立转移乒乓球。活动的重心就在于第三部分活动成员各用一根筷子合作转移乒乓球。培训师注意引导活动者关注夹取转移乒乓球的个人技能和合作技巧。

【规则与要求】

1. 活动人数：10 人以上。

2. 活动时间：20~30 分钟。

3. 活动场地：宽阔场地。

4. 注意事项：

（1）如果辅导对象是低龄成员，可以在课前教授一些金钱和消费的知识，为分组热身活动做准备。

（2）培训师要时刻关注成员的感受，让成员充分感受到合作给他们带来的快乐体验。

【探索与分享】

培训师要引导成员体会互相合作帮助的快乐，培养团体意识和责任感。活动结束后，培训师要引导成员思考：

1. 两次活动的感受有什么不同？为什么两次活动的感受会不同？

两次活动的差别体现在一次活动是看谁动作快，活动成员需要独立转移乒乓球。只用一根又窄又长的筷子，移动既光滑又不稳定的乒乓球，还是很困难的，活动成员内心焦急却无处着力，没有快捷的办法。第二次活动是合作快乐多，活动成员可以合作完成转移乒乓球的任务。

经过交流，活动成员会想到借用别人的一根筷子夹取乒乓球。成员能体验到分享的益处，还有完成任务的喜悦和成就感。

2. 关注第二次取球的活动中，那些筷子被借走没有动手的成员当时在干什么？为什么没有动手做游戏，但小组成功后，还是一样非常开心？

第二次取球的活动中，活动成员会借用别人的一根筷子夹取乒乓球。由于每人只有一根筷子，那些筷子被借走的成员当时必定无法参与转移乒乓球。但是同样会被活动的气氛感染和鼓舞，积极关注本组成员的夹球过程，为之加油鼓劲。他们虽然没有动手参与游戏，但是和夹球成员一样心系小组成败，所以小组成功后同样非常开心。

活动 33 盲人足球

【活动简介】

“盲人足球”活动通过角色扮演实现合作踢球。每两位成员为一组搭档，其中一人戴上眼罩扮演盲人，另外一人不戴眼罩作为引导者，两人相互合作完成规定时间内的进球。

【活动目标】

建立小组成员的相互信任；促进沟通与交流；培养团体合作精神。

【心理学依据】

从某种意义上说，合作是一种比知识更重要的能力，因此，需要培养成员合作交流的意识，努力营造民主和谐的气氛，加强合作技能与方法的指导，并提供一些让成员合作交流的机会，使他们积极参与，主动探究。

【活动对象】

12 岁以上。

【活动道具】

足球；足球网；哨子；眼罩（两色）。

【方法与流程】

指导语：“日常生活中，我们主要依靠眼睛来认识世界和事物，因此眼睛被认为是我们最珍贵的感觉器官。我们知道视觉的重要性，却很少体会在掩蔽眼睛的情形下，不依靠视觉进行活动。下面我们进行一番别开生面的：盲人足球。”

1. 分组及准备：培训师选出 4 人做监护员，负责成员安全问题，并兼任边裁。将其余成员分为 2 组，每组 10 人，同组内成员戴相同颜色眼罩。每个队员在自己的小组内找一个搭档。每对搭档其中一人戴眼罩，另一个不戴。

2. 培训师讲解活动规则：每对搭档中，只有被蒙上眼睛的队员才可以踢球，他的搭档负责告诉他向什么方向走、做什么。为避免身体上半部分受到意外伤害，戴眼罩的成员须保持弯曲双肘，手掌向外，手的高度与脸齐平。不戴眼罩的成员只能用语言来传达指令，不能与戴眼罩的踢球者有身体接触。培训师做裁判员。比赛中不设守门员，踢进对方球门一个球得 1 分。但是，球只允许在地面上滚动，不能被踢到半空中，否则射进门也无效。如果某队踢了高球，踢球者将被罚下场 2 分钟。如果球被踢出界，裁判员负责将球捡回场地。任何一队进球后，裁判员都要把球拿回场地中间，重新开始比赛。比赛一共进行 20 分钟，中间休息，交换场地。

3. 选择场地的方法可以是扔硬币或猜拳，裁判员执行命令的方法是吹哨子。

4. 宣布完游戏规则之后，把两个球放在场地中间。然后吹哨，比赛开始。20 分钟后，比赛结束，进球最多的组获胜。

总结：盲人足球活动考验个人在掩蔽视觉的情形下，运用听觉和方位知觉的能力，以及搭档间交流配合的能力。活动完成后，培训师引导活动成员总结完成活动的技巧和要点，并引导成员分享不同角色的感受。

【规则与要求】

1. 活动人数：20 人以上。

2. 活动时间：20~30 分钟。

3. 活动场地：宽阔场地，足球场最佳。

4. 注意事项：

（1）确保那些被蒙上了眼睛的队员保持规定的姿势。

（2）不允许把球踢向空中，避免队员们受伤。

（3）在中场休息的时候，你可以让各对搭档交换角色，即原来戴眼罩的踢球者做指挥者，原来的指挥者戴上眼罩踢球。

（4）要用含气量不足的足球，这样每踢一下，球不会滚得太远。

【探索与分享】

培训师要注意引导成员分享合作的心得，让其认识到搭档合作对比赛获胜的重要性。

1. 戴眼罩的成员感受如何？搭档的指令是否清晰？

戴眼罩后眼睛被掩蔽，平时习以为常的视觉功能，不能再为自己提供必要的信息。所能依靠的只有自己的听觉和平衡觉，以及模糊的空间知觉，这时搭档的指令就很重要。指令是否清晰，往往体现在方位词的运用上，比如这时使用东西南北的词语指引方向，不如使用前后左右以及左前、右前、左后、右后更可靠。

2. 活动中如何才能快速进球？

“盲人足球”活动中要想快速进球，最为关键的就是小组成员的配合。一方面是两个搭档间言行的配合，另一方面是小组 10 个人之间的带球过人和传球配合。只有这两部分的配合都顺畅自如，才能实现本组快速进球。

3. 根据活动中的表现，您认为哪些方面需要改进？

参与“盲人足球”活动没有进球或是最终输球的组，对于活动中表现的感受更为深刻。改进的内容可能是组内配合方面的问题，比如，两个搭档间的配合或小组内带球传球的配合。也可能是对活动规则和活动场地的改进。比如，对于场上有 20 人的运动来说，我们这个活动场地有些狭窄。

活动 34 不倒森林

【活动简介】

“不倒森林”是需要成员相互协调合作的活动。所有成员单手掌心抵住一根森林棒，活动开始后，迅速移动掌心去抵住相邻成员的森林棒，如此循环，转的圈数最多的一组为胜。

【活动目标】

培养成员与其他成员相互协调、达成一致步调的能力；强化成员的集体责任感。

【心理学依据】

责任无处不在，存在于每一个角色。团体活动中团体目标的实现，需要每个成员有强烈的协调能力与集体责任意识。通过有挑战性的“不倒森林”活动体会个人与集体的关系，并建立集体责任感。

【活动对象】

6 岁以上。

【活动道具】

森林棒；秒表。

【方法与流程】

指导语：“责任是社会系统运行的链条，也是我们和睦相处的基础。下面这个活动叫作‘不倒森林’，需要我们在传递责任的过程中齐心协力完成。”

1. 分组：培训师将成员分成 3 组，每组 8 人。

2. 培训师讲解活动规则：小组成员侧身围成一圈，相隔一步。每人用右手掌心抵住一根森林棒，保持棒直立，左手放在背后。双脚开立，不允许移动。培训师标记起始位置。活动开始每个成员迅速移动步伐并将右手掌心按住相邻同伴的棒，前提是保持棒不倒。注意提醒成员，左手保持背后，不能用除右手掌外的身体任何部位碰触棒子，更不能用手去抓，整个过程保持右手伸平。成功的方法需要在活动中不断去摸索。

3. 赛前排练：在正式比赛之前，培训师组织每组成员轮流排练，让成员练习换位两三次。

4. 正式比赛: 每组轮流进行。限时5分钟，转完一圈用时最少的组获胜。如果中途棒倒，则回到最初位置重新开始。如果违反活动规则，每违反一次增加时间10秒。活动时间加上违规时间为最后总用时。

总结：不倒森林活动，需要活动成员的通力合作，更需要每个人的全神贯注。培训师要引导成员总结活动中途棒倒的原因。

【规则与要求】

1. 活动人数：8人以上。

2. 活动时间：20~30分钟。

3. 活动场地：宽阔场地。

4. 注意事项：

（1）在第一轮比赛时，注意避免技巧上的提醒，给成员足够的空间让他们自己去感受与反思。

（2）培训师可以加大难度，换方向接棒。

【探索与分享】

培训师要引导成员回顾活动中遇到的困难，以及自己在活动中所承担的责任，以此引出团队合作及各司其职的重要性。

1. 开始的时候为什么总是不能成功？最大的困难是什么？

不倒森林活动开始时总是不能成功的原因有很多方面。主要是个体因素：某些人心理紧张害怕失败、粗心大意不认真对待、只顾自己忽视别人、步伐节奏不一致。或是些外界因素：地面不平整、光照太强、风力太大等。活动中遇到的最大困难是经过一番尝试之后组员们能否达成协同一致。

2. 你们是如何取得成功的，你在该活动中起到什么作用?

不倒森林活动要获得成功，每个队员必须客观认识和克服上述困难，最为重要的是队员彼此密切配合。活动中每个成员都应负责、自信、付出、顶住压力，并发现和解决问题。

3. 活动完成时你的内心感受是怎样的?

不倒森林活动的场景比较壮观，活动者能够感受到活泼热烈的活动气氛，还能体验到竞争的团结与紧张，还有团队协作成功的喜悦和感动。

活动 35 集体盖房

【活动简介】

“集体盖房”活动是小组成员在规定时间内用绳子摆出指定的图形，在相互沟通合作中培养集体意识。

【活动目标】

通过活动帮助成员了解个人与集体的关系，创设和谐亲密的氛围。

【心理学依据】

集体意识表现为成员对集体的认同态度，与对集体的认同感和归属感相关。借助该活动帮助成员了解良好的人际关系对于营造亲密和谐的集体氛围、促进集体团结的重要性。

【活动对象】

6 岁以上。

【活动道具】

20 米、15 米、12 米、8 米和 5 米长的绳子；房子图片；秒表。

【方法与流程】

指导语：“房子是我们生活居住的场所。我们也曾亲眼见过房子的建造过程，搭建房子需要多人一起合作完成。下面就让我们一起合作，用绳子盖个简单的房子。”

1. 培训师将 5 根长短不一的绳子，分别发给 5 个小组，然后讲解活动规则：各个小组将绳子系成一个大圆圈，每个组的成员站在圆圈里，然后用身体支起绳子。

2. 培训师出示图片，图片上有一所房子，这是成员们的家，请 5 个小组配合，用我们手中的绳子拼成我们美丽的家。（见“集体盖房”房子图）

3. 培训师限定完成时间为 20 分钟，培训师开始计时。

4. 活动结束后请成员分享感受。

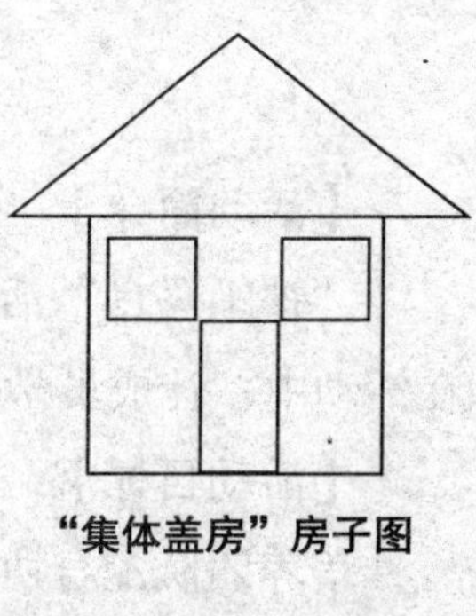

“集体盖房”房子图

总结：集体盖房的活动涉及绳子形状的运用，以及小组间的合作。活动结束后，需要培训师引导活动成员总结如何根据绳子的长度构建形状，以及如何与其他小组沟通合作。

【规则与要求】

1. 活动人数：15 人以上。

2. 活动时间：20~30 分钟。

3. 活动场地：宽阔场地。

4. 注意事项：

（1）活动过程中培训师的引导和适时的关注是辅导的重点之一，要求培训师要随时关注每一个成员的感受，让大家都有收获。

（2）如果成员不知道分别用哪根绳子搭建不同的形状更合理的话，培训师可以给出一定参考：20 米长的绳子可以搭建圆、15 米长的绳子搭建大长方形、12 米长的绳子搭建三角形、8 米长的绳子搭建门、5 米长的绳子搭建窗户。

【探索与分享】

1. 关注有争执的小组、最快完成小组及最慢完成小组，请各组成员分享自己的感受。

争执以及完成慢的小组多数源于组内成员固执己见。活动培训师需要让成员认识到，在这个合作活动里争执和辩解，乃至坚持自己的看法，对个人和活动来说意义都不大，甚至是有害的。服从集体需要，积极合作才能尽快完成活动。

2. 您认为完成这个活动，最重要的因素是什么？

活动培训师要注意引导成员关注合作在活动完成中的重要作用，从而引出团体精神的重要性。

活动 36 神笔马良

【活动简介】

“神笔马良”活动是由几个人驾驭一只大毛笔，共同书法，齐心协力完成一副字。在活动中，让成员学会协作。

【活动目标】

培养团队配合协作能力，感受团队配合协作中，各成员之间的沟通方式与行为方式的变化及所需要的调整。

【心理学依据】

团队协作能激发出团队成员不可思议的潜力，让每个人都能发挥出最强的力量。通过共同完成指定任务，使成员体验合作带来的乐趣，从而激发其协作精神。

【活动对象】

12 岁以上。

【活动道具】

神笔套装；绳子（5 米）；大号水桶（自备）。

【方法与流程】

指导语:“我们都熟悉神笔马良的故事吧，马良是个喜欢画画但是没有笔的穷苦孩子，有个白胡子神仙送他一支神笔，他用这支笔画只鸟就能飞上天空，画条鱼就能到水里游，总之画什么都能变成真的。我们都很想见识下这支神笔吧，今天我带来了神笔，借给大家用用。”

1. 分组：培训师将成员分成 2 组，每组 6~12 人。

2. 各小组领取道具，将水写布铺在地上，水桶盛半桶水。

3. 每个小组领取地书笔 1 支，绳子 6 根。

4. 活动规则：集体用地书笔写字，活动前各组自行设计系绳方法；下达活动开始口令后，各组按照培训师要求书写并迅速完成任务。书写又快又好组为胜。

5. 每个小组 15 分钟时间，将绳子系在笔上，保证每人能牵到一根绳子，所牵绳子不短于 1 米。

6. 准备工作完成后，每个小组成员就位。由培训师下达口令。

总结：游戏开始前，需要说明这是一个团队协作的活动，鼓励大家多进行交流，共同努力寻找运笔规律，遇到总是无法运笔的小组时，培训师可以适当给予方法指导。

【规则与要求】

1. 活动人数：6 人以上。

2. 活动时间：30~40 分钟。

3. 活动场地：宽阔场地，水泥地板最佳。

4. 注意事项：

（1）注意组织成员有秩序地进行。

（2）提醒成员注意活动安全，洒水的地面湿滑，小心摔倒。

（3）注意小组中自动出现的领导者。

（4）培训师注意补充水桶中的水。

【探索与分享】

1. 活动过程中最困难的是什么，你们是如何克服的？

单就活动步骤来说，神笔马良活动并不复杂。活动的难度主要体现在：（1）需要多个人用绳子协调地一起操作地书笔，这需要在活动中练习和磨合。（2）运用地书笔书写撇、捺、折这类复杂笔画和笔画密集的字时，一方面需要在活动中练习和磨合，另一方面需要每个组自发出现一个指挥组织的领导者。（3）活动的难度还在于大家一起操作地书笔到水桶中蘸水，这个过程需要保持地书笔的平衡起落，需要一个人有意识地组织和指挥。

2. 你在团队中扮演什么样的角色？是领导者还是服从者或者其他？

神笔马良活动里的成员主要有两种角色，一种是参与合作的活动者，另一种就是自发出现指挥组织的领导者。积极的活动参与者当然是活动的中坚力量。从上一个问题的分析中也可以看出在需要有序分工配合时，领导者的作用也是至关重要的。当然活动中自发出现的领导者，角色可能并不稳定，有可能会出现几个人一起声张指挥，或几个人轮换指挥的情况。

3. 你对整个活动有哪些感受？你认为成功的关键因素是什么？

对活动的感受可能是对活动难度的认识。比如，第一眼看到这么大的笔，想着一个人用起来就特别费神，这么多人用绳子控制这根笔相当困难。也可能是对活动中的他人的认识。比如，平时看着某某很粗心，在这个活动中居然这么细致。

活动 37 并驾齐驱

【活动简介】

“并驾齐驱”活动要求小组内所有成员并排一列，每 2 人中间夹一个排球，从起点并排走到终点。通过彼此接触、合作来加强彼此的了解，推动成员的人际交往，使成员消除彼此间的陌生感，建立团体合作意识和集体归属感。

【活动目标】

帮助成员彼此了解，形成集体意识；学习与别人合作。

【心理学依据】

成员进入新的环境后，由于对周围环境不熟悉，会感到有一些迷茫、困惑和痛苦。尤其是对于学生群体来讲：新生适应情况的好坏直接影响新生对新环境的认同，对自我的肯定，对新学习生活的信心。通过参与合作性的活动可以减少彼此的陌生感，并逐渐建立起较好的归属感。

【活动对象】

12 岁以上。

【活动道具】

网球；长绳（12 米、8 米）；口哨。

【方法与流程】

指导语：“五湖四海皆兄弟。我们来到这个新的集体就结识了新的朋友。通过下面这个游戏，相信大家能够进一步地相互了解。”

1. 场地设置：将 12 米长绳摆在场地中央成一条界线，在长绳的中点垂直拉 8 米长绳子，中点两边各 6 米。也可选用羽毛球或网球场地，而不需拉绳子做界线。

2. 分组：培训师将成员分为 4 组，每组 6 人。

3. 培训师先选出两个组，给每组分发 5 个网球，两组成员手拉手站成一横排，与界线垂直，分布于界线两侧。（排列方式见“并驾齐驱”场地位置示意图）

4. 规则：培训师吹口哨，各组夹球的成员一起沿着界线向中点走，走的时候，各组任何 2 人之间的球都不能掉下来；如果有球掉下来就必须重新开始 ；以小组成员夹着球最先走到界线中点的那一组为胜利组。

5. 活动完成后，换另外两组进行。以此选出最优小组。

总结：活动中成员由于性格差异，熟识陌生人的过程可能会很缓慢而影响活动效果，需要培训师注意观察，及时引导。如果多数成员性格都很内向，可以在这一活动前再组织一个短暂而热烈的热身活动。

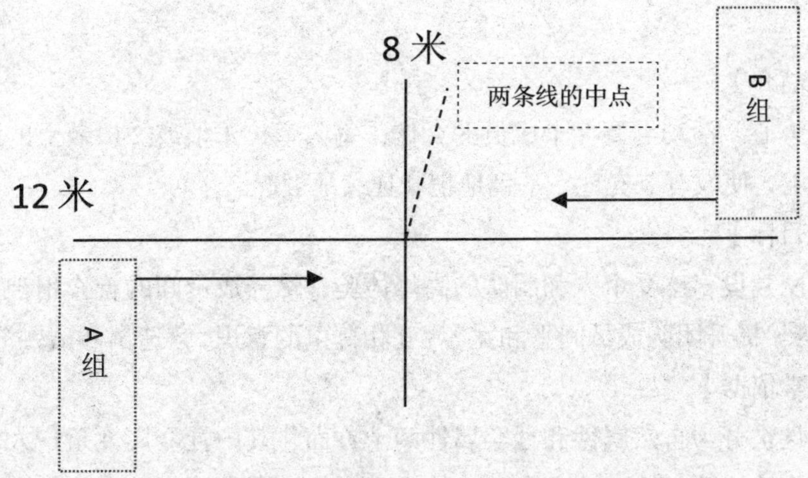

“并驾齐驱”场地位置示意图

【规则与要求】

1. 活动人数：12 人以上。

2. 活动时间：20~30 分钟。

3. 活动场地：宽阔场地。

4. 注意事项：

（1）建议用于进入新环境或团队以增强凝聚力。

（2）培训师根据活动实际情况对成员的整体活动进行评价。主要说明本次活动考验了大家的团队协作能力、全局观念。

【探索与分享】

1. 为什么开始时总有球不断掉下来？

游戏开始时总有球掉下来，主要原因在于：新团队成员互不熟悉，缺乏必要的肢体和言语沟通，彼此的身体间距比较大，带球时缺少配合；老团队成员之间的配合性差。但对于培训师来讲，都要引导他们在合作中逐渐适应集体，融入集体，增进彼此间的合作与沟通。

2. 最后是如何成功的？

这个游戏使成员们在活动中充分互动，透过肢体接触，打破了成员间的陌生感，通过各个合作来解决问题，培养了成员们团结协作、互相配合的默契，增进了解，有利于成员们对新环境的适应。

活动 38 鼓动人心

【活动简介】

“鼓动人心”活动需要 8 个成员的合作，每人牵拉 1 根或 2 根鼓上的绳子，在大家的通力协作下，使鼓有节奏地、平稳地把球连续地颠起。

【活动目标】

推动团队建设，感受个人和团队的高峰体验；培养成员间的合作精神，提高团队成员配合的默契；提升团队成员间平和宽容、互相尊重的意识，营造出和谐融洽的团体氛围。

【心理学依据】

人的本性被分为自然属性和社会属性两个方面，其中社会属性是指人作为集体活动中个体表现出的特性，处于社会中的个体表现远超于脱离社会的个体的生存能力。管理学研究发现，有效团体表现出整体大于部分之和的协同效应，呈现 1+1>2 的特点。团队不同于群体，一个团队的要素包括共同的目标、共同的工作方法、相互依赖并共同承担责任，团队的建立需要经过一段时间，度过一定的磨合期，最终形成一个高效的团队。鼓动人心是培养团队协作精神的绝好项目，使团队成员认真反思在团队中的职责和作用，让团队成员学会如何与他人合作，提升团队的凝聚力。在活动中，让成员感受到人球合一、人鼓合一、以十当一的和美（和谐之美）境界！

【活动对象】

15 岁以上。

【活动道具】

专业鼓；排球。

【方法与流程】

指导语："日常生活中我们可能会遇到各式各样的团体，有长期的，也有暂时成立的短期团体，在团体中每个人可能会有不同的表现：有的人属于控制型的，强硬、独立、成就欲强；有的人属于表现型的，情绪化、健谈、不拘小节；有的是友善型，友好、合作、与人为善；有的是分析型，严谨、有条理、重事实。高效的团队则是采用有效沟通方式，将不同类型的人组织在一起来共同完成某一目标，要求团队成员具备高度的协作精神。而鼓动人心是培养团队协作精神的绝好项目，可以使团队成员认真反思在团队中的职责和作用，让团队成员学会如何与他人合作，提升团队的凝聚力。活动需要 8 个成员的合作，每人牵拉 1 根或 2 根鼓上的绳子，在大家的通力协作下，使鼓有节奏地、平稳地把球连续地颠起。通过这个游戏，大家一定能够对团队协作的精神与力量有一个直接的、切身的体会。"

1. 分组：培训师将成员分为 3 组，每组 8 人。

2. 规则：

（1）该项目叫鼓动人心，这是一个要求团队高度协作的项目，要求成员在保证安全的情况下，尽可能多地颠球。

（2）每人牵拉 1 根或 2 根鼓上的绳子，必须抓握绳子的末端绳套处。

（3）将一个排球放在鼓面上，在大家的通力协作下，使鼓有节奏地、平稳地把球连续地颠起。

（4）球颠起的高度不低于鼓面 30 厘米，球不得落到鼓面以外的其他地方，否则重新开始计数。

3. 活动开始：培训师讲解完规则后，由第一个小组先开始，限时 5 分钟。然后由下一组接替进行。3个小组依次进行比赛，在一次活动中，颠球最多的组为获胜组。

4. 活动结束，成员彼此分享感受、收获。

总结：游戏开始前，注意提醒大家注意安全，并说明这是一个需要团队协作的活动，鼓励大家共同努力寻找游戏规律，但是在成员一直找不到方法时，培训师可以给予适当的方法提醒。

【规则与要求】

1. 活动人数：8人以上。

2. 活动时间：20~30分钟。

3. 活动场地：宽阔平整的场地。

4. 注意事项：

（1）要有足够大的平坦场地，检查场地确保不要有石头、木棍等障碍物。

（2）活动前，提醒成员穿上舒适的鞋子参加颠球活动。

（3）要求成员注意爱护鼓，不要将鼓摔到地上，不要在地面拖拉鼓面，以防鼓面磨损。

（4）在成员一直找不到方法时，培训师可以给予适当的方法提醒。

（5）在比赛开始前，给每个小组一定的练习时间，让成员对游戏活动有一定的了解，同时增加成员间的熟悉感，知晓怎样更好地进行团体协作。

【探索与分享】

1. 你在活动中有什么感受？

让成员在活动过程中切身体会团队合作的重要性，并认识到合作的巨大力量。当小组内的成员遇到挫折时，培训师要鼓励成员放下包袱，不能轻易放弃。

2. 你在活动过程中起到什么样的作用？

通过成员思考自己在活动中的表现，让其意识到，每个人在团队中都应承担自己的责任，要做好自己的本职工作，才能让集体获得成功，同时自己获得成功。

3. 你在活动中有哪些收获？

在活动中，在协作与竞争的过程中，团队成员需要怀有包容与感激的心态。首先，要感谢团队成员，是大家共同努力，通力协作才能使得游戏顺利进行下去；其次，还要感谢对手，是他们给了团队很大的压力与刺激，激发了成员更好地表现。

活动39 终极逃生

【活动简介】

“终极逃生”活动是成员按照规则要求穿越电网，穿越过程中需要一定的技巧和组织策略。

【活动目标】

培养团队合作气氛；了解团队合作时不同角色的表现；培养人际信任感；考察群体活动时具备领导资质的个体。

【心理学依据】

所谓团队协作能力，是指建立在团队的基础之上，发挥团队精神，互助互补以达到团队最大工作效率的能力。对于每一位团队的成员来说，既要有个人能力，又需要在不同的位置上各尽所能，与其他成员协调合作。唯有如此，才能取得更好的成绩，更大的成功。

【活动对象】

15岁以上。

【活动道具】

隔离网（带小铃铛）；剪刀；眼罩；面具；绑带。

【方法与流程】

指导语：“作为团队成员，不仅需要拥有出色的个人能力，更需要在团队中各尽所能，与其他成员协调合作，充分发挥团队精神，互补互助以实现团队目标。下面让大家体验一项团队协作互助的活动。”

1. 分组：全体成员喊“一、二”报数，报到相同数字的成员分为一组，将全体成员分为2组，每组10人。

2. 设置：长方形隔离网较短的两个边各有两个固定点，将隔离网较短的两个边，用包装绳竖向固定在距离合适的两棵树上，或双杠的两个立杆上。固定时要注意将网的所有网格绷紧。

3. 培训师向成员介绍游戏规则：在你们面前的是一张“电网”，你们要想办法过电网而不被“电死”，每个网洞只能让一人通过一次，也就是说，不同的人应该在不同的网洞中通过，若人通过网洞时将网触动，则这位成员不能通过，并且要失去某项能力（“失明”：用眼罩遮住眼睛；失去“行动力”：将双手或双脚绑住；“失语”：戴上面具），然后重新让该成员通过电网。

即使这位成员通过了电网，丧失的能力仍不能恢复。而且成员已通过的网洞要封闭，不能再使用。所以，已经使用过的网洞和被封闭的网洞要用包装绳做好标记。为了通过电网，小组成员可以使用抱、抬等方法，也可以凭本事自行通过。请尽快让全体组员安全通过电网。

4. 在最短的时间内，安全通过的人数最多、“残疾”的成员最少的小组获胜。

总结：培训师应注意观察活动中出现的问题，并注意区分哪些是活动组织经验和技能方面的问题，哪些是活动成员自身特点引发的问题，哪些是活动道具或场地的限制造成的问题。培训师应注意发现、区分并思考有效的解决方法，才能改善下次活动的效果。通过成员的分享与培训师的引导，要让成员明白团队力量的强大，并思考自己应在团队中承担的责任。

【规则与要求】

1. 活动人数：10 人以上。

2. 活动时间：30~40 分钟。

3. 活动场地：宽阔场地。

4. 注意事项：

要注意安全，不要让成员从网洞中跌落下去。最好在网两边都铺上软垫，以免成员摔伤。

【探索与分享】

1. 你们在游戏过程中碰到了什么问题？是如何解决的？

游戏过程中主要会遇到如下问题：（1）团队沟通不充分，穿越电网时，互不相让导致小组任务失败。解决办法：遇到这类问题，应暂停活动进行沟通。（2）活动中团队对分工各执己见，迟迟达不成解决方案。解决办法：明确任务的紧迫性，通过举手表决，少数服从多数确定分工安排。（3）团队分工后，实施过程出现困难。解决办法：应快速调整分工安排，避免延误时间。

2. 如何才能快速地通过电网，完成游戏？

一个团队想要快速地通过电网，一方面，团队成员在活动开始时不可争先恐后，各自穿越，而是先进行沟通交流，确定如何分工协作，团队成员再有步骤、有秩序地通过电网。另一方面，穿越电网过程中，当某些队员遇到困难时，需要团队成员自发组织起来进行援助，确保小组取胜。

3. 这个游戏提示了什么道理？

这个游戏活动是想让活动者体验到，一方面在团队作业中，往往涉及时间、空间和资源分配，需要团队成员事前充分地沟通交流，进行分工协作。另一方面，团队作业过程中，当成员遭遇失败或挫折时，需要其他成员及时伸出援助之手，互补互助，齐心合力才能实现团队共赢的目标。

活动 40 联体足球

【活动简介】

“联体足球”活动分为上下两个半场，比赛中队员们必须一直绑着脚踝，用三条腿踢球，按足球比赛规则进行比赛。

【活动目标】

提高团队沟通与协作的技巧；培养换位思考的习惯。

【心理学依据】

沟通在团体合作和人际交往中起着重要的作用，一个团体里的成员之间彼此相互关联，相互依存。而现实生活中，我们每个人思考问题的方式不同，考虑问题的角度也不同，如果缺乏有效的沟通，就会导致冲突和矛盾，不利于团体目标的实现。通过有效的沟通，我们能学会换位思考，增进彼此的了解，消除隔阂，在团体中形成良好的人际关系，最终做到“大家心往一处想，劲往一处使”。成员要想适应未来的生活，学会与人合作及沟通的技巧，养成换位思考的习惯是必须的，那不仅有益于未来的生活和工作，对目前与团队成员的沟通同样很重要。

【活动对象】

15 岁以上。

【活动道具】

足球；口哨；秒表；计分用写字板和水笔；足球网；长绑带。

【方法与流程】

指导语：“沟通与协作是交流思想感情的心理需求，是改善人际关系，营造和睦氛围的有效途径。沟通与协作是我们人类社会的基本生活和生存方式。下面我组织大家进行一种不同寻常的足球活动。”

1. 分组：培训师将所有成员分为 2 个组，每组 10 人。让成员选择与自己身材相当的人，组内结对，搭档们把各自的脚踝绑在一起。每组选一对搭档，背靠背站立，并把他们的腰捆在一起，作为各队的守门员。

2. 解释规则：两队开展足球比赛，分上下半场，每个半场15分钟，半场结束时两队交换场地。比赛中队员们必须一直绑着脚踝，用三条腿踢球，按足球比赛规则进行比赛（如果队员不清楚，可以问队友或自己制定规则）。

3. 对队员的疑问给予充分地解答，然后吹口哨，游戏开始。

4. 半个小时后，游戏结束，培训师通过得分判定获胜小组。

总结：联体足球既要求绑在一起2个人的团结协作，还要求每个组10个人的密切配合。活动结束后培训师应组织活动者加强这两方面协作的总结。

【规则与要求】

1. 活动人数：10人以上。

2. 活动时间：30~40分钟。

3. 活动场地：宽阔场地。

4. 注意事项：

（1）成员的脚绑在一起，在踢足球的过程中，要注意安全问题。培训师在活动开始前要提醒成员注意。

（2）在遇到困难时，或是小组内产生问题或矛盾时，培训师要及时鼓励成员，控制挫折或急躁的情绪，理性地处理问题。

【探索与分享】

培训师要引导成员发现团队合作对活动获胜起着至关重要的作用。那些懂得与人合作及换位思考的人，在小组内都是很受欢迎的。

1. 请获胜的小组分享他们在活动中的感受。

获胜小组分享他们在活动中的感受，可能是活动中的情绪体验，比如，两个人绑着脚踝一起走路开始时非常别扭，后来经过交流和练习就行动自如了；也可能是对自己或其他成员有了新的认识，比如，以前没料到某某体力这么充沛，活动中完全都是跟着跑。

2. 在活动中遇到了哪些问题?

联体足球活动中会遇到这样或那样的问题，由于活动是两个人捆绑在一起，可能会出现两个人跑步姿势差异的冲突，或是两个人步伐跨度大小不一致，或是活动中两个人动作不协调而摔倒，或是活动后期两个人耐力差别过大而终止活动。

3. 他们是如何解决的?

联体足球活动中遇到的问题，通过充分的沟通和协调的配合都可以解决。两个人跑步姿势和步伐跨度的冲突可以通过协商和练习解决。两个人动作不协调或是耐力差别过大，也可以在活动中商谈解决。

活动 41 无敌风火轮

【活动简介】

风火轮，传说为哪吒的兵器之一，双轮暗藏风火之势，双轮行动间有风雷之声，可踏在脚下行驶，踏上其轮，念动咒语，上天入地，无所不能。“无敌风火轮”活动是以小组为单位共同制作风火轮，并按照规则从起点滚到终点，用时最少的组获胜。

【活动目标】

培养成员团结一致、密切合作、克服困难的团队精神；增强成员间的相互信任和理解。

【心理学依据】

心理学实验表明，竞争能激发更高水平的工作表现。通过比赛式拓展游戏可以促进小组合作，增强成员间的信任和理解，提高小组凝聚力。游戏中设置再做一遍的过程，不是简单重复，而是让成员在其中学会调整策略，适应比赛的规则，学会分工合作、克服困难的团队精神。

【活动对象】

15 岁以上。

【活动道具】

风火轮材料；长约 10 米的绳子（颜色不同）。

【方法与流程】

指导语：“‘一个篱笆三个桩，一个好汉三个帮。’团结的力量是无限的，今天我们大家就来亲身体验一下‘一个轮子三个桩，一个好汉三个帮’这个道理。为什么是一个轮子呢？大家都知道哪吒闹海，脚踩风火轮。游戏的内容就是大家几人一组，脚踩风火轮，共同前进。”

1. 设置起始点：培训师选好一块平整的空地，将两根绳子放置在相聚 10 米远的两端，分别表示起点和终点。

2. 成员分组：培训师将成员按 6~8 人一组进行分组，共 3 组。

3. 制作风火轮：每组领取 1 套风火轮材料，并用给定的材料做成一个可以容纳所有成员的大圆环。制作慢的那组要接受惩罚，具体惩罚措施由培训师定，比如原地做俯卧撑、单腿跳 50 下等。

4. 制作完成后，开始第一轮比赛：将圆环立起来，让各组队员全部站在圆环上，同一时间从起点处开始边走边滚动大圆环，以最后一位队员过终点线来计算到达时间。用时少的小组获胜。

5. 游戏规则：在行进过程中任何一位队员的脚踩出圈外，则全组原地停止 10 秒钟；在行进过程中如果发生风火轮断裂，则要求全组队员在脚不踩出圈的条件下进行修补，修补好后再继续前进。

6. 活动进行两轮。第一轮完成后组织组内讨论分享，然后进行第二轮比赛。两轮比赛后，全体成员讨论与分享。

7. 活动也可以分为更多组，或者合并成大组以计时方式进行。

8. 活动难度升级：风火轮改成倒退形式或者蛇形路线。

总结：团队的每个成员都很重要，相信队友，相信团队。完成这个游戏，不仅需要团队合作起来共同克服困难，还要有人担当领导者，有人担当服从者，组内成员一起有计划、有组织地统一行动，步调一致才能成功。游戏中的获胜组一定有技巧，重点提取分享经验中的人进行点拨。而对于失败组，可以从技巧上多给予一点指导。

【规则与要求】

1. 活动人数：6 人以上。

2. 活动时间：20~30 分钟。

3. 活动场地：宽阔场地。

4. 注意事项：

（1）活动也可以合并成大组进行。

（2）分组的时候考虑身高、男女等比例搭配。

（3）如果滚动过程中出现断裂，必须回到原点修复后重新出发。

【探索与分享】

1. 整个活动过程让你有哪些感受？

活动前，成员会认为该活动很简单。但活动涉及几个人的共同合作，步调不一致将容易导致前进失败。另外，不同性格倾向的人，集体意识发挥的程度不同，因此带来的感受也会不同。

2. 在游戏中你为团队做了哪些努力？整个团队是如何配合的？

风火轮要向前进，要求所有成员步调一致。活动中可能会自动出现一位领导者，指挥大家如何做到协调一致。

3. 两轮比赛，你们做了什么调整？有何不同的感受？

第一轮比赛成员处于探索阶段，每前进一步都会比较困难。第二轮比赛，在吸取第一轮比赛的经验之后，第二轮的比赛中各组都有了很大进步。

4. 你从游戏中学到了什么？

通过以上问题，培训师重点引导成员意识到个人与集体协作的重要性和必要性。在游戏中，每个人都是不可或缺的一份子，每个人的位置都极其重要，一个人失误就会给整个团队带来麻烦，甚至会导致最终的失败。此外，团队合作要想成功，一要每个人都有责任感，二要彼此间有信任感。

活动 42 爬云梯

【活动简介】

“爬云梯”活动由成员用棒子搭起云梯，形成了一个类似水平摆放的梯子。爬梯者从一端爬到另一端。活动中，需要对其他成员高度信任才能完成任务。

【活动目标】

增进人际信任，提高人际交往技能。

【心理学依据】

信任让我们从陌生人变成了熟人，不信任让我们从熟人变成了陌生人。因为，信任是人与人之间最短的距离。仅仅一个人的信任很容易给人带来伤害，只有所有人的信任才会让世界充满爱。

【活动对象】

15 岁以上。

【活动道具】

棒子；长约 10 米的绳子（颜色不同）。

【方法与流程】

指导语：“‘人而无信，不知其可也。’信任是人际关系的纽带，没有信任就不可能有效合作。下面我们将进行的爬梯子的游戏就是对信任的考验。”

1. 场地设置：培训师先选好一块空地，用绳子在距离约 10 米的地方作标记，表示起点和终点。

2. 分组：培训师让 22 人两两搭档，组成 10 对，剩下 2 人，一人爬云梯，一人做监护员。

3. 给每对搭档发一根棒子。让每对搭档面对面站好，所有搭档肩并肩排成两行。

4. 每对搭档各自握住棒子一端，让棒子与地面平行，其高度介于肩膀和腰部之间，这样就形成了一个类似水平摆放的梯子的形状。每根梯线的高度可以略有不同，以形成一定的起伏。

5. 规则：把选好的爬梯者带到云梯的一端，让他从这里开始爬到云梯的另一端。为了能让爬梯者一直爬到终点，前端的搭档等爬梯者通过后，应迅速跑到梯子的另一端站好，目的是延长云梯。

6. 培训师待爬梯者爬完后，可以换其他人来爬，尽量多让一些人来体验爬梯的感受。

总结：爬云梯的人和支撑云梯的人感受不同，一个是责任，一个是信任。支撑者看着爬行者可能会比较着急，只想一把把爬行者拉过去；但是爬行者则是小心翼翼，尤其是当爬行者被蒙上眼睛，将更增加爬行难度。爬行者和支撑者互换角色，使成员体会对方的感触，让成员感受相互信任的重要性。

【规则与要求】

1. 活动人数：20 人以上。

2. 活动时间：20~30 分钟。

3. 活动场地：宽阔场地。

4. 注意事项：

（1）为了安全起见，要确保棒子表面光滑，且不允许将棒子举到比肩膀还高的位置上。

（2）为了增加难度，培训师可以调整梯型，比如，形成一个弧形或者 S 形的梯子，或者爬行者戴上眼罩。

（3）提醒监护员做好监护的工作。

【探索与分享】

1. 你在爬梯之前有何感受？爬梯之后又有何感想？爬的过程中有何感受？

每个阶段成员的心理活动会有差异，关键是引导成员分享自己在各阶段是如何调试心理状态的，是什么让其坚持爬到最后，或者让自己放弃爬行的障碍是什么？

2. 做“梯子”的时候你有何感受？

通过以上问题，培训师重点引导成员意识到人际信任的重要性，同时要让成员认识到，人际交往中最重要的就是要讲究诚信，个人一旦失信于他人，就很难再次获得他人的信任。

活动 43 有轨电车

【活动简介】

“有轨电车”活动是几个成员同时穿上一双大木鞋，共同完成规定的路程。本活动通过彼此接触、合作，来加强彼此的了解，使成员消除彼此间的陌生感，建立团体合作意识和集体归属感。

【活动目标】

鼓励个体尽快适应新的环境，跟上集体的节奏，遵循集体的规则，同时为集体贡献自己的力量，增强集体归属感，提高适应能力。

【心理学依据】

心理学中的适应是对环境的变化做出恰当的反应。通常包括生理适应、心理适应和社会适应三个方面。当外部环境变化时，主体通过自身能动性的调节，使自己的心理和行为与环境达到新的平衡。成员适应新的环境需要一个自身调节的过程，通过恰当的团体活动，可以使他们自然地融入其中，逐渐适应新的集体。

【活动对象】

12 岁以上。

【活动道具】

有轨电车；秒表。

【方法与流程】

指导语：“生活中的有轨电车是一种靠电力驱动在轨道上行驶的车辆。今天我们大家要玩的就是靠我们大家的力量来驱动电车。电车由两块大木板组成，木板上有若干提绳。8 位参与者左、右脚分别踩在这两块木板上，双手抓住固定在木板上的绳子，一起走完规定的路线。”

1. 场地设置：培训师先在地上画出两根线表示起点和终点，其间的距离为 10 米（培训师可根据活动需要和场地大小自行调整）。

2. 分组：培训师将成员按 8 人一组进行分组，共 3 组。

3. 规则：成员领取有轨电车 1 套，然后全组成员两只脚分别踏在两块木板上，大家共同努力，将有轨电车行进到目的地后，再回到起点位置。当队伍尾部木板最后越过终点线时，计时结束。活动中，如果有人的脚踩到地上，则判为犯规。每犯规一次，扣 10 秒钟。

4. 三组成员轮流进行比赛，培训师计时。用时最少的组获胜。

总结：对成员齐心协力完成任务给予积极鼓励。团队目标的实现需要每个人发挥作用，成员分析成功或失败原因的过程中，培训师进行针对性点评，如团队的计划、人员的分配等。

【规则与要求】

1. 活动人数：16 人以上。

2. 活动时间：20~30 分钟。

3. 活动场地：宽阔场地。

4. 注意事项：

（1）提醒大家做好安全保护。

（2）活动增加难度：活动过程中不允许有言语交流；成员向前或向后交叉站队。

【探索与分享】

1. 活动过程中最大的困难是什么？你们是如何克服的？

任务的完成是所有成员共同努力的结果。开始时成员会认为大家商量好口号，确定起步迈哪一步，再迈哪一步就行。但是实际操作时却发现重重的电车提不起来，经过分析讨论得出结论：只要有一个成员分心跟不上节奏，木板就抬不起来。

2. 你在团队中扮演的是什么样的角色？ 你是怎么做到的？对整个活动有哪些感受？

成员的步调一致除了策略外还需要一个领导者来整体协调大家的步伐，并观察所有队员的行进状态以便给出正确口令。而作为电车上的“驾驶员”，既要专注听口令，又要使自己的动作与整体协调一致。

活动 44 击鞠大赛

【活动简介】

“击鞠”又叫马球，原是骑在马上，用马球杆击球入门。本次活动，模拟击鞠比赛过程，用泡沫剑推气球到对方分界线外。各组成员需用一定的策略，通过合作赢得比赛。

【活动目标】

1. 培养团队合作精神。

2. 使小组充满活力。

【心理学依据】

团队合作指的是具有共同信念的团队中，通过调动团队成员的所有资源和智能，为了一个共同的目标相互支持，合作奋斗的过程。对于团队的成员来说，不仅要有个人能力，更需要有在不同的位置上各尽所能，与其他成员协调合作的能力。

【活动对象】

12 岁以上。

【活动道具】

泡沫剑；丝巾（两色）；大气球；口哨；6 米绳子（分别用于 A/B 组线、得分线）；场地参考图。

【方法与流程】

指导语：“Polo 衫现在作为一种休闲服饰被我们熟知。而 Polo 衫原本是贵族打马球时所穿的服装，后来被引介到其他运动界以至休闲穿着。马球大赛在英国、印度、巴基斯坦等地比较盛行。今天我们就来一起体验一下马球大赛。”

1. 遴选监护员。监护员的职责是：注意观察是否有人用剑或用气球击打对手。一旦发现这种情况，监护员要立刻吹哨，暂停比赛，并向培训师通报情况。

2. 所有成员共同合作，用绳子做好边界；场地的大小培训师可以根据人数和实际场地进行调整，但 AB 组线间距不能小于 6 米。（见“击鞠大赛”场地布置示意图）

3. 把其他队员分成 A、B 两组，人数相当。

4. 分发纱巾，同一小组分发相同颜色的纱巾，让成员系到脖子上。

5. 所有小组成员，每人配一把泡沫剑。

6. 宣布游戏规则。

（1）每个小组的目标是尽可能多地得分，得分高的小组获胜。得分规则是每向对方得分线后推过去一个球就会得一分。

（2）只允许用剑击打或接触气球，如果用手或脚接触气球，他所在的小组将被罚 1 分。任何情况下都不允许用剑击打对手，有这种犯规行为的小组将被罚 2 分。

（3）培训师吹哨子，同时向空中抛出两只气球，比赛开始。

“击鞠大赛”场地布置示意图

（4）整个比赛时间是 10 分钟，中间休息并交换场地。

7. 宣布游戏规则之后，让两个小组用猜拳或投掷硬币的方法来选择场地。场地定好，两个小组就位之后，给他们 5 分钟的时间做战略战术部署。

总结：这是一个场面激烈的游戏，各组成员必须运用一定的技巧才能取胜。开始可能会感觉乱成一团，但成员逐渐意识到就像踢足球一样，成员有攻有守，各自分工，并按策略进攻才能取胜。

【规则与要求】

1. 活动人数：6~30 人。

2. 活动时间：20~30 分钟。

3. 活动场地：宽阔场地，草坪或足球场为宜。

4. 注意事项：

（1）要确保没有人用剑或气球击打对手。

（2）人数较多时可以增加起球的数量。

（3）可以双人比赛，也可以小组淘汰赛方式进行。

【探索与分享】

1. 每个小组都使用了什么战略战术？

各小组可以介绍自己使用的策略。培训师引导成员分享在各组的策略执行过程中，成员是怎样相互配合的，配合过程中有什么感触。

2. 如何加强组员间的相互合作？

成员的相互合作形成团体凝聚力。在合作过程中，成员的个人意愿要服从于团体。团队的和谐不能畏惧良性冲突。

活动 45 驿站传书

【活动简介】

“驿站传书”活动中每个成员代表一个驿站，成员间通过非语言的方式传递数字信息。通过该活动，让成员意识到沟通的重要性。

【活动目标】

1. 使成员强烈意识到，充分沟通对团队目标实现的重要意义；

2. 规则的建立与修正。

【心理学依据】

沟通是人与人之间信息与思想的交换，是将信息由一个人传达给另一个人，逐渐广泛传播的过程。著名组织管理学家巴纳德（Cheseter I. Barnard）认为“沟通是把一个组织中的成员联系在一起，以实现共同目标的手段”。

【活动对象】

6 岁以上。

【活动道具】

数字卡片。

【方法与流程】

指导语：“驿站在中国古代是用来供传递官府文书和军事情报的人或来往官员途中食宿、换马的场所。现在我们每个人就相当于一个驿站，排成一排。游戏开始我会将一张数字信息卡片交给每一排最后一位成员的手中，大家要利用自己的聪明才智把这个数字信息传到最前面一位成员的手中。由第一位成员将结果报告给我。比赛总共会进行 4 轮，在信息传递的过程当中我们会有一些游戏规则。”

1. 排队：所有成员排成一排，每个人代表一个驿站。（如果人数较多可以分成两排）

2. 发卡片：培训师把卡片（七位数以内的数字信息卡）交到最后一位伙伴的手中。成员的任务就是将这个数字信息传递到最前面的成员手中。最前面的成员收到信息后，迅速把信息写在纸片上交给培训师。

3. 比赛总共进行四轮。

4. 活动规则如下：

（1）活动任务：由每一排的最后一位成员将数字信息传递至排头第一位成员。

（2）前后排成一条直线，除最前一位成员外，每位成员只能看到前一位成员的后脑勺。

（3）整个活动过程不能讲话，不能回头，相邻两人传递过程中，不能给其他成员暗示。

（4）在信息传递过程中，传递者与接收者相对站立，传递者使用肢体动作将信息传递给接收者。整个过程其他还未接受信息的成员还保持背对而立。

（5）每轮规定信息传递任务完成时间：

①第一轮时间≤ 2 分钟；

②第二轮时间≤ 1 分钟；

③第三轮时间≤ 40 秒；

④第四轮时间≤ 20 秒。

总结：小组语言的一致性，保证信息以同样的方式传递下去，尽量少受个人背景和倾向的影响，能有效避免信息的失真和选择性丢失。

【规则与要求】

1. 活动人数：6 人以上。

2. 活动时间：20~30 分钟。

3. 活动场地：宽阔场地。

4. 注意事项：

（1）活动中成员间不允许有语言交流。

（2）成员站队成直线，以免提前看到相关信息。

（3）培训师可以设置其他排队方式。

【探索与分享】

1. 最初的方法是谁想到的？是怎样运用的？

无论方法是谁想到的，重要的是执行过程，是否大家都清楚既定的传递信息的规则。是否有人仍认为自己的方法最好而按照个人的方式去传递，由此导致信息失真等。

2. 传递过程中最大的阻力是什么，大家是怎样沟通的？

怎样传递信息是游戏成功的关键。一般成员会想到在前面成员后背上写数字的信息传递方法，但是如果培训师按照现提供的方案进行，没有增加其他规则，完全可以突破传统思维，抓住游戏中的破绽，游戏中并没有说数字卡片不可以传递，而且可以写纸条、发信息。

第七章　人生意义的探寻

活动 46 成功体验

【活动简介】

“成功体验”是一组拼插玩具的活动，成员在合作过程中完成任务，体验成功的乐趣。

【活动目标】

帮助成员体验成功的喜悦，获得高峰体验，鼓励成员发现自己的潜能，努力获取更大的成功。

【心理学依据】

国内外潜能研究者认为“高峰体验”是激发潜能、寻找特长的有效方法。心理学家马斯洛将“高峰体验”定义为生活中最奇妙、最快乐、最欣喜的时刻。“高峰体验”能够唤起并开发沉睡的潜能。一次成功，可以带来以后无数次的成功。培训师要珍惜成员的第一次成功，在成员成功时给予最大的鼓励，使其获得成功的喜悦，激发其再次成功的愿望，从而通过进一步努力再次取得成功。

【活动对象】

6 岁以上。

【活动道具】

拼插玩具；奖状（自备）。

【方法与流程】

指导语：“成功的体验可以激发我们再次进行尝试的欲望，并可能再次收获成功，如此往复，我们的行为将会进入一个良性的循环。下面我们来进行一个玩具拼插的游戏，在这个活动中大家可以体会到团队的力量，并收获成功的体验，活动中大家要积极思考自己在团队中扮演的是什么角色，自己的突出能力或潜在能力是什么。”

1. 热身游戏：培训师讲解活动规则，即每个成员用自己喜欢的方式介绍自己第一次获得成功的事例，并请成员分享自己当时的感受。

2. 创意拼插：培训师将成员分为 4 组，每组 6 人。每组一套拼插玩具。小组成员通过讨论共同合作来完成拼插游戏。成员完成后，培训师评选出最快完成小组、最有创意小组、最佳合作小组，并颁发奖状。

3. 再次体验：各小组相互交换拼插玩具，再次进行创意拼插。

4. 活动完成后，各小组进行成果展示，并分享心得体会。

总结：这是一个创意拼插游戏，在游戏中成员可以充分发挥创造力，在团体协作中共同达到“高峰体验”，对自己在活动中表现较突出的能力或潜在能力有个直观的认识，激发成员进行再次尝试的欲望。培训师在活动中对成员的各种有创意的表现都应给予赞扬，并引导成员进行更积极的尝试。

【规则与要求】

1. 活动人数：6 人以上。

2. 活动时间：20~30 分钟。

3. 活动场地：宽阔场地。

4. 注意事项：

（1）活动过程中，培训师要充分肯定成员的创意，积极鼓励成员大胆创想，敢于实践，让成员在实践中获得“高峰体验”，感悟到每个人都有巨大的潜能有待进一步开发。

（2）培训师可根据人数采取其他比赛方式。

【探索与分享】

1. 当你听到热烈的掌声及成员的称赞时，有何感受？

“高峰体验”被誉为最美妙的事之一，培训师要引导成员认真体会成功时的心理感受，对成功的“高峰体验”留下深刻印象，并鼓励成员更努力地朝再次成功迈进。

2. 这个作品最有创意的地方在哪儿？

最终的成品是集体的智慧，个体努力也是功不可没的，在分享创意环节，培训师引导成员认识到集体的力量，但也不能忽视个体的因素。

3. 第一次成功后再进行第二次拼插比赛时是不是更有信心了？

成功的体验会激励成员进行再次尝试，培训师要注意对成员的行为进行肯定与鼓励，增强成功的“高峰体验”，促进成员对自己形成全新的认识，激发其再次尝试的欲望。

活动 47 流星雨

【活动简介】

“流星雨”是一组背抛游戏。挑战者站在圆心处，其他成员围成圆圈面向圆心站立，并按照命令向圈内抛小物件，接到数量最多者为胜。通过该活动激发成员的自我挑战及反应能力。

【活动目标】

通过挑战极限来发现自己的反应特点及能力极限。

【心理学依据】

认识自己、了解自己是小学阶段成员的主要任务。通过简单的反应任务，来挑战自己的最快反应速度，了解自己各方面的兴趣及特点，并探求自己在某些方面未知的能力，是这个活动最主要的目的。这是一个很容易组织的游戏。在这个游戏中，每个成员既需要挑战别人，也需要挑战自我。

【活动对象】

6 岁以上。

【活动道具】

波波球、宣泄球和沙包。

【方法与流程】

指导语：“挑战自我极限，能够帮助我们清楚地了解到自己能力的极限，并有助于发现我们在未知领域的能力，是一条较佳认识自己的途径。下面我们来进行挑战自己身体机能的活动，这个活动可以锻炼大家身体的反应速度、灵活性、协调能力，让大家对自己的身体机能的极限有个清晰的了解。大家尽可能接到更多的物品，但是请大家一定要注意安全。”

1. 分发道具：培训师将道具分发给每位成员，剩余没有道具的三个成员当挑战者。所有成员面向圆心站立，围成一个大圈，三个挑战者站在圆心，背对背。

2. 培训师发出开始的指令，所有成员将手中的物品一齐高高抛给站在圆心的三个挑战者。挑战者的任务是：尽可能多地接住抛过来的物品。三位挑战者有三次机会，以最后一次接住物品的数量作为最后成绩。

3. 另外请三位挑战者上来，重复前面的步骤，直到每个成员都已有一次站在中间的机会。让接到物品最多的三位成员分享自己的成功心得，并鼓励接到物品少的成员继续努力。

4. 活动结束后让成员分享自己的感受。

总结：成员的身体素质是有差异的，因而在活动中的表现各有不同，表现好的与表现不佳的成员在所接的物品数量上存在很大差异。培训师需调动成员参与游戏的积极性，激发其进行自我挑战的热情，让成员了解自己的机体极限，帮助成员认识到自己以前未关注的潜能。

【规则与要求】

1. 活动人数：10 人以上。

2. 活动时间：20~30 分钟。

3. 活动场地：宽阔场地。

4. 注意事项：

（1）成员到圆心的距离要根据参与成员的年龄做适当的调整，在游戏开始前可以让成员先做尝试，找到抛掷物品的最佳距离与适用力度。

（2）鉴于安全问题，所选择的物品要严格控制。其次，要告诉成员扔的时候不宜用力过猛，注意站在圆心成员的安全。

【探索与分享】

1. 站在圆心时，你是什么感觉？当所有成员都朝你扔东西时，你是什么样的感受？

通过成员分享自己的体验感受，培训师引导成员发现自己在面对压力时的感受，了解自己应对压力时的心理过程。

2. 采访接到东西最多的几位成员，分享他们的心得体会。在接东西时，怎么能接得更多？

通过榜样成员，使成员认识到在遇到压力问题时应如何处理。榜样学习是一种行之有效的学习方法。榜样作为一个代理实践者其经验更具有说服力。

活动 48 勇于认错

【活动简介】

“勇于认错”是成员根据命令做动作，如果动作错误需要站出来当众认错。这是对成员责任感和面对错误的考验。

【活动目标】

培养成员承认错误的勇气，面对错误的决心和责任感。

【心理学依据】

没有人是完美的，人总会有犯错误的时候。最重要的不是你犯过什么错误，而是你是否有勇气承认错误，并积极地改正。这是最困难的。每个人都应该有勇气为自己所犯的错误承担责任。这一活动正是要通过简单的小游戏，训练成员在错误面前勇敢认错并积极改正的习惯。

【活动对象】

6 岁以上。

【活动道具】

口哨；宣泄锤。

【方法与流程】

指导语："今天是一个特别的日子，我们称为'道歉节'。现实生活中你是否有勇气直面错误，在公众面前道歉？"

1. 活动一：所有成员相隔一臂站成一圈。培训师讲解活动规则：吹一声短哨，代表向右转；吹两声短哨，代表向左转；一声长哨，代表向后转；两声长哨，代表向前迈一步；一声长哨一声短哨，代表原地不动。如果有人做错，要走出队列，站在圆心，向所有成员深鞠一躬，举起右手大声说"对不起，我错了！"。培训师用宣泄锤打一下，以示惩罚。

2. 规则讲解完后，先进行几次练习，确定所有成员都掌握指令后，活动开始。

3. 活动进行 10 分钟后，游戏结束。在此过程中，培训师可逐渐加快指令的速度。让更多的人犯错。

4. 成员分享感受。

5. 活动二：培训师讲解游戏规则：所有成员从 1 开始依次报数。当数到 3 时，要报 4。数到 4 时，要报 3。当数到 7 时，不能报数，手指向上指。数到 8 时，也不能报数，手指向下指。如果有人做错，跟上述活动相同，要走到圆心向所有人深鞠一躬，举起右手大声说"对不起，我错了！"。然后培训师用宣泄锤惩罚。

6. 活动 10 分钟后结束，成员分享感受。在此过程中，培训师可要求成员逐渐加快报数的速度。

7. 活动结束，培训师提问：这个游戏说明了什么问题？

总结：在众人面前道歉是一个挑战。每个人的自尊水平不同，因此公开道歉时内心的感受会不同。

【规则与要求】

1. 活动人数：6 人以上。

2. 活动时间：20~30 分钟。

3. 活动场地：宽阔场地。

4. 注意事项：

视成员的具体情况，培训师可控制游戏的速度和节奏。在成员做错时，培训师要予以鼓励。当成员承认错误并遭到惩罚时，培训师可让所有成员鼓掌对他进行表扬，强化他学习到的行为。

【探索与分享】

1. 当你做错时，是否愿意走到圆心向大家道歉？你在向大家鞠躬大声说“对不起，我错了！”时，是什么感受？

培训师要引导成员认识到，面对错误，要有承担责任的勇气，要积极地去改正。

2. 平时面对自己的错误，你是如何处理的？可以说自己的亲身经历也可以举例自己身边的人。

利用一些小的问题讨论技巧，例如头脑风暴法，积极调动成员大脑内的经验积累，通过大家的众多讲述实现资源共享，共同成长。

活动 49 终极能量

【活动简介】

“终极能量”是一个传输小球的接力赛。在活动中每个成员负责一块滑道，用来传输小球。每个成员必须积极配合才能将小球顺利传输到终点，因此通过该活动，有助于成员责任心的培养。

【活动目标】

培养成员的责任意识；培养成员不计较个人得失，忘我的工作精神。

【心理学依据】

责任心是健全人格的基础，包括个人对自己和他人、对家庭和集体、对国家和社会所负责任的认识、情感和信念，以及与之相应的遵守规范、承担责任和履行义务的自觉态度。这一活动正是要成员在活动中通过责任行为的执行来培养责任意识。

【活动对象】

12 岁以上。

【活动道具】

滑道；能量球；秒表；责任杯；绿、红绳子（8 米）；宣泄锤。

【方法与流程】

指导语：“这个游戏要我们大家形成一条能量传输线。每人用手里这块半圆柱体形的滑道将球传送到下一个成员的滑道中，之后迅速排列到队尾，继续传送前方队员传过来的球。直到将球传送到责任杯里。”

1. 分组：培训师将成员分为 3 组，每组 8 名成员。

2. 分发道具：培训师将活动道具滑道分给小组成员，8 段滑道，每位成员拿一段。

3. 设定起点和终点：绿色绳子代表起点，红色绳子代表终点，距离 10 米，终点处放置责任杯。小组内 8 位成员站成一排，8 段滑道组成一条传输线，将能量球从起点运送到终点的责任杯里。中途任何人不能用身体任何部位接触球，球不能倒流，不能掉在地上，也不能停止滚动，否则都必须从头开始。

4. 活动过程中培训师根据成员人数安排发球者，也可以是培训师作为发球者。发球规则：发球者站在起点位置拿球；小组成员没有成功将能量球运输到责任杯或者中途球掉在地上失败，所有小组成员立刻回到起点并排列好位置后给发球者信号，示意其发球。

5. 规定时间：培训师规定活动时间为 10 分钟，各小组依次进行。运球最多的小组获胜，可用宣泄锤惩罚其他两个小组成员。

总结：在这个传球接力游戏中，最难的就是接力动作的协调。传输过程中不能让身体任何部位触及球，滑道中的球不能停住也不能倒退。看似简单，实际操作起来却不容易。不仅是传输过程，在倒球落杯的最后环节也可能前功尽弃。因此，各个环节每个成员的责任都是成功的关键。

【规则与要求】

1. 活动人数：8 人以上。

2. 活动时间：20~30 分钟。

3. 活动场地：宽阔场地。

4. 注意事项：

（1）传输线的长度明显无法到达终点，在成员无法想出办法时，培训师可适当给予提示。

（2）绳子以实际供货颜色为准，培训师根据实际道具安排活动。

【探索与分享】

1. 活动中最困难的地方是什么？你们是怎么克服的？

培训师引导成员思考责任心在活动中的重要作用。让成员意识到，正是由于小组成员都履行了自己的责任，才使活动成功地进行，最终取得比赛的胜利。小组成员合理分工，积极配合，才能保证小球顺利地到达终点。在遇到挫折时，要总结经验和教训而不是推卸责任；要鼓励而不是相互埋怨，才能将失败转化为成功，最终圆满完成任务。

该活动三个重要的技术点：换位衔接、维持平衡、保持角度。

2. 你想对你的队友说一句什么？

培训师要引导成员在团体中，不仅要履行自己的责任，对于伙伴还要怀有感恩的心，感谢他们与自己共同努力，才使小组获得了胜利。

活动 50 多元自我

【活动简介】

“多元自我”活动通过成员按照生日、身高、体重等多种条件进行排队，让成员学会正确评价自己。

【活动目标】

让成员寻找一个客观、真实的自我；明确自己的客观地位，消除对自己的过高或过低评价。

【心理学依据】

自我评价的成熟是自我意识发展的主要标志，它是激发人向上进取的内在动力。过低的自我评价会降低人的社会要求水平，产生对自己潜力的怀疑态度，引起严重的情感伤害和内心冲突；而过高的自我评价又必然与别人对自己的评价发生矛盾，遭到同伴的反对，引起与同伴交往的冲突，也会导致严重的情感损伤或不良行为。

【活动对象】

6 岁以上。

【活动道具】

十二生肖面具。

【方法与流程】

指导语：“古时候，百姓为方便记住自己出生的年号，使用简单的动物纪年法，后来称为‘生肖年’。关于十二生肖的由来说法有很多，由于它的通俗性、方便性和趣味性而流传到现在。今天我们的游戏就与十二生肖有关。”

1. 分组：培训师将成员分成 2 组，每组 12 人。每组一套十二生肖面具。

2. 培训师讲解活动规则：在宣布排队所依据的特征后，所有成员据此要求调整自己的位置。在调整过程中，不允许用语言交流。排队完成后，报告自己的特征信息，以此来检验排队的正确与否。

3. 身高排队：按个子高矮排队，个子高的排在培训师左边，按顺时针方向从高到矮依次排列成一个圈。

4. 体重排队：按体重排队，体重高的排在培训师的左边，按顺时针方向由重至轻依次排列成一个圈。

5. 生日排队：按出生年月日的顺序排队，出生日期靠前的排在培训师左边，按顺时针方向从月、日的由小至大依次排列成一个圈。

6. 面具生肖排队：按照所戴的十二生肖面具排队，排好之后摘下面具。

总结：整个过程中禁止语言交流对成员排队带来一定难度，该活动仅从身高、体重等外部特征进行排队，培训师可引导成员进行内部特征的排列，可以是个人特征的纵向排列，也可以是与他人进行比较的横向排列。

【规则与要求】

1. 活动人数：8 人以上。

2. 活动时间：20~30 分钟。

3. 活动场地：宽阔场地。

4. 注意事项：

（1）培训师一定要强调排队过程中不允许用语言交流。

（2）培训师要提高敏锐性，注意观察并抓取“多元排队”中典型的案例进行剖析，如过矮、过胖、过瘦、过高及站位严重错误等情况。

（3）培训师可以根据时间选择其他特征。

【探索与分享】

1. 为什么没找到自己的位置或者马上能找到自己的位置？

这是一个轻松简单的游戏，要求了解自己，并能与他人作简单的交流。“多元排队”由浅入深地逐步递进：从身高到体重，再到出生日、生肖。尤其是在一个陌生的团体里，如何恰当地找到自己的位置是通过游戏来让成员切身体验的。为什么有的人很快找到了位置，而有的人却总是站错位置或者不知道怎么站位？而对站位满意与否，取决于自己的心态是积极的还是消极的。

2. 当发现自己身高或体重与别人形成对比时，有什么不同的感受？

对排错队的成员，要耐心启发其分析自己排错队的主观原因，而不是简单的客观原因。并让成员意识到以他为案例并不是让大家来看笑话。每个人都具有多元特征，正确认识自己才能合理评价自己。培训师要引导成员思考自己的特征，更加深入地认识和了解自己，同时根据排队结果的反馈和别人的评价来调整对自己的认识。

活动 51 泰坦尼克号

【活动简介】

“泰坦尼克号”是成员在危机情况下，利用仅有的漂浮物逃离到岛上的游戏。活动中需要不断尝试并做出抉择，可锻炼成员在紧急情况下保持头脑清醒快速应变的能力。

【活动目标】

培养成员的应变能力，正确处理个人与团体的关系。

【心理学依据】

紧急情况下，往往更能激发一个人潜在的创造力和主观能动性。在遇到困难时，如何利用有限的资源，迅速做出计划，实现集体合作需要当事人在最短的时间内做出决策。

【活动对象】

15 岁以上。

【活动道具】

浮砖；长绳（10 米）；背景音乐。

【方法与流程】

指导语：“我们大家现在‘泰坦尼克号’巨轮上，突遇海啸，轮船即将沉没，船上的乘客（成员）须在‘泰坦尼克号’的音乐结束之前利用仅有的求生工具——六块浮砖，逃离到一个小岛上。”

1. 成员分组，各组人数相同，每组 10~12 人。

2. 培训师指导成员布置游戏场景：

（1）一根绳子做起点；另一根绳子在起点对面 3~4 米处围成岛屿形状。

（2）每组起点处各放置 6 块浮砖。

3. 游戏规则如下：

（1）在逃离过程中，船员身体的任何部分都不能与“海面”（地面）接触。

（2）自离开“泰坦尼克号”起，在整个的逃离过程中，每块浮砖都要被踩住，否则培训师会将此浮砖踢掉。

（3）音乐时长约 10 分钟，音乐开始游戏开始，音乐结束游戏结束。各组目标是：在音乐播放时间内所有成员到达小岛上，并且所有浮砖被拿到小岛上。

4. 给成员 5 分钟时间讨论和试验。

总结：在我们面临危险的时候，每个人都会有不同的想法，此时就需要出现一个领导者的角色，对大家的想法进行整合并迅速做出可行方案。

【规则与要求】

1. 活动人数：6 人以上。

2. 活动时间：20~30 分钟。

3. 活动场地：宽阔场地。

4. 注意事项：

（1）游戏开始前做好安全检查工作。

（2）根据人数调整浮砖数量和音乐播放时间。

【探索与分享】

1. 你们组可以想出什么样的办法来达成目标？

各组分享本组最初的逃离方法，无论是成功的还是失败的都分享给大家。是给成员提供一个回顾的过程，同时引导成员思考是否有更好的方案，当时为什么没能采取最好的方案。

2. 小组是否确定出领导者？是根据什么确定的？撤离方案的形成是领导的决定还是小组讨论的结果？

领导者负责分配组员撤离的先后次序，这是关系成功脱险的重要因素。但是领导的决策方式是民主的还是专制的也会影响逃离的时间。

3. 你们的方案是否坚决贯彻到底了？中间发生了什么变化？为什么？

各组的团体思维方式不同，这与领导者直接相关。有的组在活动进行到一半的时候发现方案不可行，其中必须有人牺牲才能继续实施下一步的方案，谁做出牺牲是一个艰难的选择。有的组也会在活动开始时就有很好的规划，顺利逃离危险。

活动52 职业归属

【活动简介】

“职业归属”是成员通过职业角色扮演来体验不同的职业特点的活动。同时在活动中抽到职业卡片的成员通过表演竞猜找到自己所属的职业群体，体会归属感。

【活动目标】

让成员从了解自己开始，逐渐关注同伴，最后融入团体，体验归属感；初步接触一些职业相关的信息。

【心理学依据】

归属感是指团体中的成员隶属于某个团体的感觉。这是人的本性，在社会生活中渴求得到他人的承认；个人能力与才华的施展也需要团体的承载。成员中有这种心理，培训师对这一心理加以正确的引导，使成员之间互相影响，互相促进，互相提高，进而产生积极效应，这就为上课和活动增强了凝聚力。

【活动对象】

12岁以上。

【活动道具】

职业卡片；绳子（15米）。

【方法与流程】

指导语：“今天我们要举行一个职业派对。或许你恰好进入的是自己理想的职业团体；或许你落入了一个自己不喜欢的职业团体。”

1. 活动准备：培训师与成员用绳子围成6个圆圈。培训师给每个成员随机分发职业卡片，避免让其他成员看到。

2. 自动分组：成员自愿选择一个圆圈站进去。每个圆圈最多容纳5个人。

3. 职业表演：第一个圆圈派出一名代表，表演自己所抽到的职业。其他成员判断自己抽到的职业卡片与之是否相同，做出进入或离开的选择。但每个圆圈最多容纳5人。

4. 小组表演：按顺时针方向，每个圆圈再次派出一名代表，表演自己所抽到的职业。

5. 确认归属：6个圆圈表演结束后，所有成员亮出卡片，看自己是否找对了相同职业组即找到了归属。

6. 培训师引导成员进行分享与总结。

总结：由于每个圈内人数有限，会有成员无法找到可进入的团体；也会有成员在选择团体时犹豫不决。培训师引导大家分享归属感的得与失，并初步认识一些职业特点。

【规则与要求】

1. 活动人数：6 人以上。

2. 活动时间：20~30 分钟。

3. 活动场地：宽阔场地。

4. 注意事项：

（1）强调不允许用言语交流，只能用肢体语言。

（2）注意控制时间。

（3）人数较多的情况下可以选择让成员坐在地上。

（4）培训师可以根据人数多少，适当调整圆圈的大小。

【探索与分享】

1. 如果你找对了归属，你有什么感受？你没找对归属又有何感想？

受人数限制，可能会出现成员想进去的圆圈人数已满而不能进入的情况；也可能很幸运地抢到了最后一个可以进入圆圈的名额。

2. 在选择进入哪个圆圈时，你是否有犹豫和徘徊？是怎么处理这种感受的？

会有成员不能确定自己是否需要进入当前的职业圈，因此引申到现实中，在做职业选择时，指导成员对自己和所选职业进行全面分析。常用的职业选择工具有："决策平衡单"和"决策树"。"决策平衡单"首先帮助决策者具体地分析每一个可能的选择方案，充分考虑各种可能方案实施后的利弊得失，再依据各职业选项在总分上的高低，排定优先次序。"决策树"利用概率原理和树形图作为分析工具，对于职业犹豫者在做职业选择时提供有效的帮助。

3. 你对各种职业有什么样的了解？

培训师可安排职业介绍环节，让成员更深入地了解各行各业。

活动 53 护蛋母鸡

【活动简介】

"护蛋母鸡"活动通过让成员扮演护蛋母鸡和抢蛋灰太狼两种角色，让他们体验两种不同角色下的心态，学会对自我的分析。

【活动目标】

通过两种对立角色的扮演，体验并分析两种角色下自己的状态。

【心理学依据】

自我意识，是一个人对自己的总的认识与态度，包括自我观察、自我评价、自我监督、自我控制、自我实现等形式，体现为自尊、自信、友谊感、责任感等内容。正确认识成员自我意识的特点并加以正确引导，对塑造成员完善的人格有着重要意义。

【活动对象】

6 岁以上。

【活动道具】

数字背心（4 种颜色，数字 1~6）；宣泄锤；绳子（5 米）；呼啦圈；乒乓球；秒表。

【方法与流程】

指导语：“今天我们要玩的将是一个比较激烈的灰太狼偷鸡蛋的游戏。游戏中，母鸡妈妈最辛苦，要竭力保护家中的鸡蛋，但是一群狼在周围虎视眈眈地盯着，护蛋是一项艰巨的任务。就让我们赶快来体验一下吧。”

1. 分组：将成员分为 4 组，每组 6 人。同组成员穿上相同颜色的背心，并按背心数字编号 1~6。

2. 设置：用绳子围成圆圈，将呼啦圈放在圆圈中间，乒乓球放在绳子和呼啦圈中间，假设是鸡蛋，尽量均匀分布摆放。“母鸡”站在呼啦圈中间。（如图 7.53 场地设置示意图）

3. 规则：每次活动 1 人扮母鸡，其余 5 人做灰太狼。灰太狼站在绳子圈外，尽力拿圈内的蛋；母鸡站在呼啦圈中间拿宣泄锤，有狼来的时候用锤子去砸，避免鸡蛋被偷走。如果被砸到，灰太狼须把手中的蛋还给母鸡。

4. 时间限制为 1 分钟。所有成员进行完活动后，将个人抢到的蛋和保护下来的蛋数进行比较，看一看是做母鸡容易还是做灰太狼容易。

总结：可让成员分角色谈感受，注意引导比较角色差异带来的心态差异，从而教会成员如何正确地对自己进行分析与评价。

【规则与要求】

1. 活动人数：6 人以上。

2. 活动时间：20~30 分钟。

3. 活动场地：宽阔场地。

4. 注意事项：

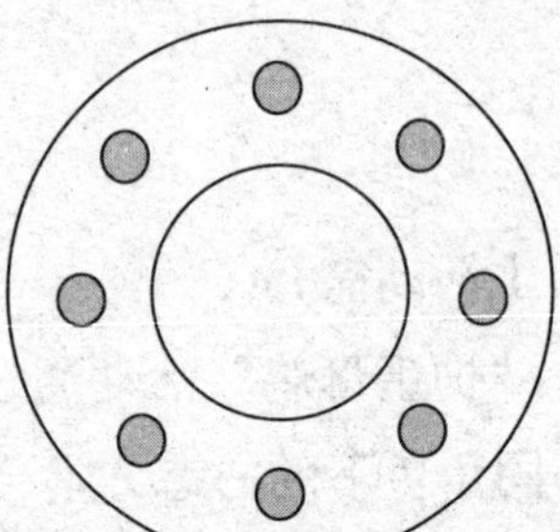

“护蛋母鸡”场地设计示意图

（1）按顺序进行，不要乱，尽量使每个成员都体验过母鸡和灰太狼两种角色。

（2）培训师可以自行设定活动组织方式。

【探索与分享】

1. 你做护蛋母鸡和抢蛋灰太狼时有什么不同的感受？

护蛋母鸡与抢蛋灰太狼角色不同，任务也不同。一个是保护，一个是掠夺；一个是身单影只，一个是成帮成队。在这种情境下，相同角色之间默认形成一个团体，并有内部的沟通方式。抢蛋灰太狼，在游戏中相互配合，通过调虎离山等计策群斗母鸡；而母鸡自己来承担保护鸡蛋的使命。无论哪一种角色都要使自己处于一种充分参与的情绪状态之中。

2. 在扮演不同的角色时，你认为最重要的是什么？

不同的角色任务不同，所承担的责任也不同。现实生活中，在不同场合所扮演的角色不同，我们根据社会环境的变化，适当地调整自己所扮演的角色。

活动 54 各有所长

【活动简介】

“各有所长”是一组小活动的串联，每组不同的成员分别完成不同的任务。为保证活动正常进行，各个环节的活动中，成员必须选择最适合自己的活动。

【活动目标】

引导成员正确认识自己，并发现自己的优势。

【心理学依据】

成功心理学告诉我们，判断一个人是否成功，最主要看他是否最大限度地发挥了自己的优势。如何正确分析并发现自己的优势是成员要逐渐学习的一个过程。团队中的每个人都各有所长，要在游戏中赢得效率和胜利就必须认清自己并充分发挥、运用各自的优势。

【活动对象】

12 岁以上。

【活动道具】

呼啦圈；跳绳；毽子；秒表。

【方法与流程】

指导语："奥巴马在一次开学演讲中说到：'每一个人都有自己的特长，都可以对社会有所贡献。你们的责任就是发现自己的优势和长处，教育是你们最好的试金石。你自己掌握着你的命运，你的未来要靠你自己来书写。'是的，每个人都有自己的潜能与优势，做最好的自己才是正道。我们下面这个游戏串烧就让大家来体验一下：最大限度发挥我们自己的优势来拯救集体。"

1. 分组：所有成员分组，每组 3 人。每次至少 2 组同时进行，培训师可根据情况将游戏进行多轮比较。

2. 规则：游戏设有三道关卡，分别为转呼啦圈、跳绳、踢毽子。当第一个转呼啦圈的组员完成 20 个的时候，第二个跳绳的才能开始，此时转呼啦圈还要继续进行；当第二个跳绳的跳到 20 下时，第三个踢毽子的才能开始，同样转呼啦圈和跳绳的也要同时进行；当踢毽子的完成了 10 个的时候游戏才算完成。而在游戏过程中，如果有一个环节失败，如呼啦圈掉下，或绳子停下、毽子掉地，游戏要从第一关卡重新开始。每组要在限定的 3 分钟内完成比赛，否则也算闯关失败。

3. 评比方式：按游戏完成的时间评出一至六名，时间最短的为第一名，其次的为第二名，以此类推。第一名得 6 分，第二名得 5 分，以此类推，第六名得 1 分。闯关失败只得 1 分。

总结：成员是否选择了与自己优势相契合的活动？如果由于一些限制无法选择自己最擅长的活动是怎样的感受？可能并不是每个人都有机会可以选择最适合自己的，因此，在分享感受时培训师要给予积极引导。

【规则与要求】

1. 活动人数：6 人以上。

2. 活动时间：20~30 分钟。

3. 活动场地：宽阔场地。

4. 注意事项：在游戏进行时培训师可以将其他未参与组设为裁判。

【探索与分享】

1. 在对三种不同的关卡进行选择时，你是怎么做的？是否有过矛盾心理？

有的成员对自己认识模糊，做选择时犹豫不决；也有的成员被迫选择自己不擅长的活动等，都会使之产生矛盾心理。现实生活也是这样，不是总有机会与自己的优势相符合，但是，每个人可以不断增加自身优势。

2. 通过游戏，你认为自己的优势和不足都有哪些？

这里的优势与不足不仅局限于对活动的喜好，可引导成员进行深层次的认识。从运动上，引发到个性特征等方面。

活动 55 挑战极限

【活动简介】

“挑战极限”是传递呼啦圈的接力游戏。本活动主要是鼓励成员通过一次次成功地挑战极限来增强自信，提高自我悦纳和认同感。

【活动目标】

鼓励成员通过不断挑战自我，超越自我，来培养自信心，提高自我悦纳和认同感；同时提高对自身运动能力的觉察，增强自我调控能力。

【心理学依据】

人的动力，来源于现实自我和理想自我之间的矛盾。现实自我，就是自己对自己的认识。对自己的正确认识能为自己的发展提供一个真实的客观基础，相反如果过度自卑或自傲，则会出现对自我的错误评价。据研究，青春期是自我概念发展最快的时期，这个时期如何引导成员正确地认识自我，已经引起教育者的关注。

【活动对象】

12 岁以上。

【活动道具】

呼啦圈（大小号）；眼罩；秒表。

【方法与流程】

指导语：“呼啦圈是我们常见的健身器具。但是我们今天要玩的这个游戏需要大家蒙眼传呼啦圈。”

1. 分组：培训师把成员按 10 个人一组进行分组，共分成 2 组。

2. 培训师让两个组的成员分别都手拉手、面向圆心围成一个圈，并让每个成员都戴上眼罩。

3. 培训师给每组发 2 个呼啦圈，一大一小，并将 2 个呼拉圈分别套在其中的一位成员的两个胳膊上。

4. 培训师宣布游戏目标：本次游戏的目标是让每个组成员分别传递两个呼拉圈。规则是：每位成员需要从呼拉圈中钻过去，其间，不允许用手拿呼拉圈。当两个呼拉圈重新回到起点后，本轮游戏结束。

5. 培训师喊完“一二三”，开始游戏，培训师开始计时。

6. 第一轮游戏结束后，培训师祝贺大家成功完成任务，并通报各组完成任务所用的时间。

7. 培训师告诉成员们摘下眼罩，开始新一轮比赛游戏，这一轮要求大家尽可能更快一些。培训师计时，并分别通报各组所用的时间。

8. 接下来，培训师鼓励每组反复进行 4~5 轮呼啦圈传递，跟之前两轮比赛不同的是，每次比赛前要求每组根据本组之前的成绩设定本次挑战的时间值，培训师要鼓励每组不断突破记录，做到一次比一次快。

总结：蒙眼传递呼啦圈和可视情况下传呼啦圈难度相差很大。不同的游戏设置，成员的感受不同，蒙眼时的游戏好比理想，心里有一种预期但是去接触却很有难度；可视情况下的游戏正如现实中，我们可以清楚地认识自己。对成员思考的引导一定与心理成长联系起来，避免仅停留在对游戏技巧或策略的分享上。

【规则与要求】

1. 活动人数：20 人以上。

2. 活动时间：30~40 分钟。

3. 活动场地：宽阔场地。

4. 注意事项：

（1）在步骤 8 中，培训师也可以根据成员前两轮的比赛成绩，设定第三轮的时间让每组去挑战。然后再根据第三轮的时间，设定第四轮的挑战时间，依次类推。

（2）培训师要十分注意成员在钻圈过程中的安全问题，为防止成员因不小心而被绊倒受伤，培训师可以每组设置 1~2 人当防护人员。

【探索与分享】

1. 当听到这个问题时，你的第一反应是什么？

第一轮游戏是蒙眼进行的，刚知道这样的设置时成员会稍有畏惧，但当把眼罩摘下来再进行时，会感觉容易得多。

2. 你们在游戏过程中碰到了什么问题？是怎样分析问题的？

游戏设置的限制在于戴眼罩和不能用手抓，成员在游戏中可能更多会用到语言交流；因此，培训师也可以加大难度，游戏过程中禁止言语交流。因此成员在游戏中遇到的最大问题就是：信息的传递与肢体的合作。

3. 每次设定的挑战目标现实吗？你是否每次都觉得到达了自己的极限？每次挑战成

功后，你有什么感受？你的这种感受对接下来的任务完成有什么影响？

培训师通过以上问题，重点引导成员意识到，个体要完成某项工作并不难，难的是要不断挑战自己；同时要引导成员明白，通过不断挑战，能增强自信心，提高对自我的认同感。

4. 游戏过程中你有没有对某些人的某些印象有所改变？对自我的认知有什么新的发现吗？

培训师还可以引导成员增减对自我和他人的身体灵活性和协调性的认识，进一步增进自我认知和对他人的认知。

活动 56 极速 60 秒

【活动简介】

“极速 60 秒”就是一个旨在提高成员的团体精神和增强团体合作能力的拓展活动。通过该拓展活动使成员学会正确处理个人与团体的关系，培养团队精神，提升团队合作能力。

【活动目标】

让成员学会正确处理个人与团体的关系，培养团队精神，提升团队合作能力，体会团体合作完成任务的喜悦。

【心理学依据】

1994 年，斯蒂芬·罗宾斯首次提出了“团队”的概念：为了实现某一目标而由相互协作的个体所组成的正式群体。随后，关于“团队合作”的理念层出不穷。所谓“团队合作”是指一种为达到既定目标所显现出来的自愿合作和协同努力的精神。它可以调动团队成员的所有资源和才智，并且会自动地驱除所有不和谐和不公正现象，同时会给予那些诚心、大公无私的奉献者适当的回报。如果团队合作是出于自觉自愿时，它必将会产生一股强大而且持久的力量。人类作为群居动物，团队在人类社会发展中起到了不可估量的作用，且当前人类社会发展日益全球化，团队所发挥的作用越来越大。每个个体能否更好地融入到团体当中，并且在团体中有效发挥自己的作用已经成为基本素质之一，因此对个体的团队精神培养非常重要。

【活动对象】

12 岁以上。

【活动道具】

活动卡片；答案卡片；绳子（4 米）；口哨；秒表。

【方法与流程】

指导语：“俗话说：人心齐，泰山移。讲的就是团体合作的重大作用。下面这个活动中，我们就将通过一个小游戏让大家体会团体成员共同合作能达到事半功倍的神奇效果。下面这个游戏要求我们大家作为一个小组团体来共同完成，我会将大家分成 A 组和 B 组 2 个小组，分到一个小组的成员就是一个团体了。每个团体要完成的任务就是在 60 秒内仅 5 轮的进场机会里完成图片按 1 到 30 的顺序排列，并把排列好的卡片交给我。”

1. 分组：培训师按随机抽签原则将成员分成 2 组（每组 5~8 人），请每个组的成员相互熟悉。

2. 分组同时，请助手布置好场内：即用 4 米的绳子围成一个固定不动的绳圈，绳圈内有代表 1~30 的数字信息的图案卡片，且卡片的正面朝上。（在助手布置卡片时，所有成员都不能进入场内，不能事先偷看卡片，培训师也不能透露卡片信息。）

3. 抽签决定进场的先后顺序，后面每一轮都沿用此顺序。

4. 请先进场的一组进场挑战，另一组在场外等候。进场时，从小组第一个成员进场开始计时，在第一轮挑战中请该组成员在 60 秒之内，把圈内数字信息卡片全部按照从小到大的顺序准确无误地交给绳圈旁的培训师。（注意绳圈内只能有一位组员并且只有这位组员才可以碰绳圈内的卡片。其他成员只能在圈外指导）。50 秒时开始倒计时并提醒，60 秒任务完成宣布该组成功，任务未完成则请所有成员立即离场，到场外等候下一轮挑战。同时请第二组成员进场，进场后同第一组规则相同。每一组一轮挑战之后可在等候区讨论 3 分钟后再进行下一轮挑战。

5. 记录每组成员在第几轮挑战中才能成功，挑战次数少的组即为优胜组。

6. 活动结束，成员分享感受。

总结：在游戏中时间短任务重，每个小组都必须发挥每个成员的主观能动性，并积极协作才有可能完成任务，小组成员之间的沟通很重要，开始几轮挑战可能会因为小组内成员沟通不畅、分工不合适等原因导致挑战失败，此时，培训师要多给予鼓励，但不能透露图片答案信息，要经常到讨论区内探听学员间的讨论内容，何时进行信息交换和共享，如何沟通等，引导小组成员加强协作。

【规则与要求】

1. 活动人数：10~24 人。

2. 活动时间：40~50 分钟。

3. 活动场地：宽阔场地（可以分为隔开的场内和场外）。

4. 注意事项：

（1）参加活动的所有组一起进行，轮流进场，人多可分为3组，但分组数量不宜再多，2~3 个团队最适用于本项目，否则小组过多会让学员产生焦急等待，不利于项目的操作流畅性。

（2）至少有 2 名助手协助培训师，1 名在场内，1 名在场外。活动进行过程中培训师尽量少与成员沟通，鼓励成员间多沟通。

（3）绳圈固定，不允许移动。且场内助手要监督进场小组只能有一个组员在圈内。场内助手要在每组进场前对绳圈内的图片及时整理，重新打乱，但都要确保正面向上。

（4）培训师注意维持活动进行时的秩序，场内助手注意每个小组第一个组员进入即开始计时和 50 秒时倒计时提醒。各组在等待期间可以在室外讨论，但每次只能有一个队伍进入室内进行挑战，务必使小组成员都明白规则并准备好后再开始第一轮进场挑战。

（5）每组在挑战过程中有 5 次机会，按照经验，一般小组可以在 5 次内完成挑战，但是如果有小组没有完成挑战，可以请小组成员在分享时总结经验教训，并再给 3 次机会进行挑战。

【探索与分享】

1. 你们组是否所有成员都参与了成功计划的制定？你在其中做了哪些工作？

在游戏中时间短任务重，每个小组都必须发挥每个成员的主观能动性，并积极协作才有可能完成任务，以此小组作为一个团队，合理进行分工、有效制定计划和强执行力都是挑战成功的关键。培训师可选择优胜组和落后组的成员分别进行分享，让大家分别进行体会。

2. 在挑战过程中你们小组采取了哪些有效沟通方式？

引导个小组成员回忆和总结各自小组在挑战过程中的沟通情况，对哪些是有效沟通进行总结，并分享有效沟通给整个团队和各团队成员带来的好处，及哪些沟通是无效沟通，带来了哪些坏处，并引导成员思考应如何改善团队沟通以促进团队合作。

3. 你们团队是否善于借鉴以往的计划实施的经验？团队给予了多少压力和动力？它们是如何起作用的？

此次活动的重点是对团队精神和团队协作进行锻炼。因此要引导成员对整个团队在整个活动中的各种作用进行总结分享，引导成员通过活动进一步体会团队的整体性，讨论分享团队和团队各成员间的互动作用。

活动 57 过呼啦圈

【活动简介】

“过呼啦圈”活动要求成员在没有身体接触的情况下穿过呼啦圈。这是一个目标确立到问题解决的过程，成员需要运用一定的策略完成任务，从而提高学习能力。

【活动目标】

学会目标分解、合理安排、问题解决的策略，提升成员的学习能力。

【心理学依据】

问题解决的过程是一个复杂的心理活动过程，它对成员的学习和发展具有重要的作用。这个过程通常反映为以下四个基本步骤：1. 感知和理解问题，明确问题所提供的条件信息和目标信息，并在头脑里建立起问题表象；2. 确定求解方案，根据先前获得的信息制定求解计划的过程，其中先前的信息包括条件信息、目标信息、问题的初始状态及学习者头脑里形成的问题目标状态；3. 实施问题解答，是使问题达到目标状态的过程，将前面所制定的求解计划付诸实施；4. 问题解决以后，对求解过程和结果进行检验与评价。研究表明，问题解决能力的高低会直接影响到成员运用所学知识解决实际问题的能力。

【活动对象】

12 岁以上。

【活动道具】

呼拉圈；溜冰障碍。

【方法与流程】

指导语：“这是一个类似缩小包围圈的游戏。大家要集中智慧，穿越面前的这个呼啦圈。同时这个穿越规则是比较苛刻的，需要所有成员有高度的默契。”

1. 场地设置：培训师在地面放两个呼拉圈，每个呼拉圈中央放置一个溜冰障碍物。

2. 分组：培训师将成员按 10 人一组，分为 2 组，每组队员以呼拉圈为圆心，向外跨 6 大步，然后面向圆心围成一个圆圈，每位队员相对位置上均站有一人。

3. 培训师宣布游戏规则：要求每位队员必须经过呼拉圈的内圈，与对角线上的伙伴交换位置。记住：过程中需保持前进，不可停止、后退或 180° 回转；通过圆心时，不可碰触呼拉圈及圆心的障碍物；人与人不能产生肢体接触或碰撞。每违规一次每人加计 10 秒。

4. 由小组商量设定达成时间，共计五回合，培训师计时。完成任务所用时间少的那组获胜。

总结：各组在活动之初会比较乱，最好的办法就是迅速出现一个领导者来汇总大家的意见，然后整理出一个可行方案。也可能会出现这样的情况，小组成员比较冒进，以至于前进到了呼啦圈附近才意识到调整顺序，因为不能后退和转身而导致活动失败。

【规则与要求】

1. 活动人数：10 人以上。

2. 活动时间：30~40 分钟。

3. 活动场地：宽阔场地。

4. 注意事项：培训师可根据设定的难易程度，选择更大或更小的障碍物。

【探索与分享】

1. 活动过程中如何维持速率（效率、品质），又与伙伴维持着适当的距离而不碰撞干扰（良好的互动关系）？实际的生活或工作经验中，是不是也有类似的事？

该活动中，一个规则就是在过呼啦圈时不能碰触到其他人的身体。在实际生活中，人与人之间都是有一定距离的。人类学家霍尔根据个体之间的相容关系将人际距离分为四种：亲密距离、个人距离、社会距离、公众距离。每种距离所产生的沟通方式不同。例如，亲密关系通常用于父母子女或恋人之间，彼此能感受到对方的呼吸、气味等私密刺激信息；公众距离则最远，这时的沟通往往是单向的，常用于进行正式交往的个体或陌生人之间。

2. 行进中，呼拉圈、障碍物对你的影响是什么？实际的生活经验中，你对环境或人、事、物所造成可见或不可预知的阻碍，是否也有相同的反应？

在问题解决过程中会遇到一些可控和不可控的因素，在感知问题过程中又受到个体经验的影响，从而直接影响后续求解计划的制定。成员可以通过分享不同的解决方法来学习如何合理解决问题。

活动 58 超级大比拼

【活动简介】

“超级大比拼”是成员两两搭档，身体推小车的活动。通过不同比赛方式的设定，鼓励成员自己设定目标并设法达成，以锻炼成员目标设定的能力。

【活动目标】

学会合理设定目标。

【心理学依据】

学习目标是学习的出发点。目标设定过高，将使成员产生挫败感，失去学习兴趣；目标设定过低，又将使成员失去动力。可见，合理设定目标对于成员的学习具有重要的指导作用。

【活动对象】

12 岁以上。

【活动道具】

塑料球；绳子（10 米，颜色不同）。

【方法与流程】

指导语："'吱呦呦，小车叫，推上小车卖甜糕。谁要？谁要？我要！我要！娃娃吃得眯眯笑。'有谁听过这首儿歌。我们有人小时候可能会玩过这个人体推小车的游戏。"

1. 设置起始点：培训师先选择一块地面平整的场地作为游戏场地，在相距 10 米的两端各放置一根绳子表示起点和终点。

2. 分组：培训师将成员分组，各组同时进行比赛。

3. 规则：活动任务是每组中成员两两搭配，成员甲扮演小车，用手走路，成员乙抱着甲的双腿，作推车样将甲背上的球从起点运到终点。当前一对推车到达终点后，站在起点的另一辆推车接着出发运球。要求：运送过程中甲只能双手碰地，且球不能落地，否则都算成犯规，每一次犯规，该推车必须回到起点，重新开始运球；如果一辆推车累计犯规达 3 次，则取消该推车运球资格。

4. 共比赛 3 轮。每轮比赛前由各组自己设定挑战目标数量。

5. 最终以挑战目标数量多且成功挑战完成的那组为胜。

【规则与要求】

1. 活动人数：6 人以上。

2. 活动时间：20~30 分钟。

3. 活动场地：宽阔场地。

4. 注意事项：注意保持节奏，防止将成员的头撞到地上。推车的人每次抱起"小车"的腿时，注意动作要缓慢，且要提前告知，以提示"小车"做好准备。

【探索与分享】

1. 每次的目标（时间）是如何设定的？执行的结果与设定的目标有没有落差？如何

从经验中调整目标设定？团队是否喜欢向高目标挑战？为什么？

初始设定目标与实际完成的目标会有差距，成员每次运球可以根据实际情况不断调整；目标的调整又会受到其他因素的影响，如第一次推车没有经验，第三次比第一次要熟练，第五次虽然更加熟练但是体能有所下降等。引导成员学会合理地分析目标与调整目标。

2. 当目标向上提升与向下修正，在决策过程或士气上有没有不同的感觉？

培训师重点引导成员意识到合理制定目标的重要性，目标过高或过低都会影响个体的斗志和工作积极性；制定目标要做到有依据，不能盲目追求数量，而不在乎是否超出个人能力范围之外。

活动 59 地震幸存者

【活动简介】

“地震幸存者”是模拟地震场景，使成员在有限的物品支持下，体验如何面对死亡，反省自己的价值观的活动。

【活动目标】

引导成员懂得珍惜时间和生命；领悟人生的意义；促进成员反省个人价值观。

【心理学依据】

生命属于我们但只有一次，人无法避免正常死亡，但是可以通过培养生活方式和积极的人生，选择有效地避免非正常死亡；人无法避免物质死亡，但是却可以避免精神上的死亡；人不能把握正常死亡，但是可以在很大程度上把握非正常和不光彩夺目的死亡。这一活动旨在使成员感受生命的短暂，促使其深入思考人生的真谛，努力追求自己人生的价值。

【活动对象】

12 岁以上。

【活动道具】

帐篷；安魂曲 CD 盘；播放设备。

【方法与流程】

指导语：“今天是一个黑暗的日子，但我们却是幸存者。地震了，大家现在被困在一栋建筑物下面，里面黑乎乎的，建筑物里备有的食物极其有限，仅能供1人维持两天的生命。而救援队挖开建筑物大约还要两三天时间，请大家协商一下，把食物让给谁，让这个人活下来，成为每组里唯一的地震幸存者。”

1. 分组：培训师将成员按6人一组进行分组，共3组。

2. 分发道具：每组领取帐篷1顶，仿真水果1个，各组成员进入各组的帐篷。

3. 准备好后，培训师播放安魂曲，并说明活动规则：各组可在帐篷内讨论最后幸存者是谁；音乐结束时活动结束；活动结束后各组分享结果。

4. 培训师可以增加规则：各组成员自行讨论，确定每人代表一个角色。角色间通过辩论来获取留存的机会。例如，1组共3人，分别代表的角色是：医生、农民、教师。医生为自己辩解的理由是留存可以解救更多人的生命；农民则认为人类存活离不开粮食；教师则说人类必须要有文化才能推动文明进步。

总结：在危难的时候，求生欲望是人的本能。如何做出取舍与每个人的价值观密切相关。让谁作为最后的幸存者，小组内可以是组内一起来综合比较谁的优势最多，也可以自我推荐，说明自己最适合留存的理由。

【规则与要求】

1. 活动人数：6人以上。

2. 活动时间：30~40分钟。

3. 活动场地：宽阔场地。

4. 注意事项：

（1）如果可以的话，尽量安排男生和女生分开在不同帐篷里。

（2）分享讨论时注意让成员分享当时的心理感受。

【探索与分享】

1. 活动过程中地震幸存者有哪些感受？

地震幸存者可以是辩论获胜者，也可能是被推荐者。两者获存的方式完全不同，因此感受上会有很大差异。

2. 放弃食物的时候你又有哪些感受？

放弃食物意味着对自己生命的放弃，可以让成员谈一谈“遗言”。

3. 小组内以什么标准来决定谁是地震幸存者？

培训师在活动过程中要注意引导成员认识生命是宝贵的，感受到生命的短暂，要珍惜时间和生命；同时要领悟人生的意义和价值，人的一生贵在创造价值，不断发展自我和实现自我，贪图安逸与享受人生是对生命的浪费。

活动 60 巧接彩球

【活动简介】

“巧接彩球”是成员合作游戏，一人发球一人接球。两人相互配合才能更好地完成任务。通过巧接彩球活动来培养成员的合作意识，感受互相鼓励对完成任务的积极作用。

【活动目标】

通过相互合作，感受互相鼓励对完成任务的积极作用，培养成员的合作意识。

【心理学依据】

合作意识是合作行为产生的前提条件和基础，是个体对共同行动及其行为规则的认知与情感。人的合作意识随人整个心理和行为活动能力的增强而逐渐发展，因此在各个年龄阶段都是必不可少的培养目标之一。合作意识需要通过某种活动，通过人与人的交往过程，通过共同完成任务和对各种结果的经历，以及成果的分享和责任的共同承担的关系去培养。

【活动对象】

6 岁以上。

【活动道具】

PVC 接球筒；橡胶弹力彩球。

【方法与流程】

指导语：“今天我们要玩的这个游戏叫作巧接彩球。这是一个需要 2 人合作完成的游戏，其中一人是接球者，一人是投球者。彩球要通过地面反弹落到这个接球桶内。下面我给大家演示一下。”

1. 分组：将成员分为 6 组，每组 4 人。每组 10 个弹力彩球，一个接球筒。

2. 规则：在规定范围内，其中一人将彩球通过地面反弹，另一人将其接入容器，在接球过程中，两个人相隔 4 米，脚不得移动。

3. 整个过程不允许跨越培训师所指定的区域。

4. 接球人不允许使用身体任何部位接触彩球，当彩球空心落入容器即算成功。

5. 每组 4 人可交换进行。

总结：最好每人都体验一下投球者和接球者两种角色，并换位思考。

【规则与要求】

1. 活动人数：6 人以上。

2. 活动时间：20~30 分钟。

3. 活动场地：宽阔场地。

4. 注意事项：

（1）每组 4 人，可让各组自行分配任务，如捡球的、接球的、投球的。

（2）活动组织方式培训师可以自行设定。

【探索与分享】

1. 你作为投球者和接球者有什么不同的感受？

投球者会尽力使球弹起来后的走线落点在接球筒处；接球者也会通过调整位置和姿势去接球。相互配合中是否能体会到对方的难处可以通过角色互换让成员来感受一下。

2. 你认为成功接球的关键是什么？

成功接球既要掌握技巧又要两人的高配合度。两人必须具有强烈的合作意识才能通过相互之间的配合与协调完成任务。

第八章　成就体验的营造

活动61 可爱猫咪

【活动简介】

“可爱猫咪”是成员模仿猫咪来逗其他成员笑，考验成员的自制能力的活动。这是一个幽默搞笑的游戏，在游戏中自制力强的成员将获得奖励，从而体验到满满的成就感。

【活动目标】

培养成员的自制性和坚持性，促进良好意志品质的形成。

【心理学依据】

意志品质是指构成人意志的诸因素总和。主要包括独立性、果断性、坚定性和自制力等几方面。通过有趣的心理游戏锻炼成员的意志品质，可使成员在轻松的游戏中学会坚持、自制，感受成功。

【活动对象】

6岁以上。

【活动道具】

计时秒表；笑脸贴纸；小猫头饰。

【方法与流程】

指导语：“猫咪是大家熟知的小动物。可爱猫咪的游戏就是大家来扮演猫咪，用你的幽默气质来逗其他成员笑，但是其他成员要竭力克制自己不笑。”

1. 准备：所有成员围成圈站好。

2. 相视而不笑：所有成员相对而站，两两对视，不要做任何面部表情，在30秒内，坚持不笑者为赢。培训师待所有成员准备好后开始计时，30 秒钟后喊停。请一直在笑和一直不笑的成员分享感受。

重复几次后，时间可延长为 1 分钟。谁在此次计时中不笑，谁就完成任务，培训师和观察员为获胜者颁发笑脸贴纸进行奖励。

3. 可爱的小猫咪：抽签选出两名成员当小猫咪，一名成员做稽查，站在圈内。小猫咪戴上头饰，要用搞怪的“喵喵”声音和搞笑的动作逗别人笑，同时被逗的人要用严肃的表情、正常的声音摸着“小猫咪”的头说：“哦，可爱的小猫咪。”稽查成员负责查看哪个成员笑了。被逗笑的成员要退出游戏。最后淘汰至剩下 5 个人时游戏结束，为 5 个人颁发奖品。

4. 活动结束后请成员掌声感谢“小猫咪”的表演。

总结：请在活动中坚持不笑的成员代表说一说自己当时的感受和想法，再请当时逗他笑的“小猫咪”扮演者说一说当时自己努力逗笑而别人不笑时自己的感受和对该成员的评价。

【规则与要求】

1. 活动人数：6 人以上。

2. 活动时间：20~30 分钟。

3. 活动场地：宽阔场地。

4. 注意事项：培训师在活动进行过程中要注意提示成员“不笑”是今天的任务，并及时用笑脸贴纸进行奖励，强化成员在此活动中锻炼良好意志品质的意识。

【探索与分享】

1. 你在活动中是如何做到不笑的？

培训师在活动中可以引导成员对视不笑的方法：自我暗示“我可以不笑”或者“我能做到”，给自己增加自信，就容易成功。

2. 你在活动中逗别人笑时以及努力控制自己不笑时，有什么感受？为什么能够成功？没有成功的原因是什么？你觉得这种“坚持不笑”的能力有用吗？

培训师要在活动中引出做任何事都要能够“坚持”，以及自己控制自己能力的重要性。

活动 62 多米诺骨牌

【活动简介】

“多米诺骨牌”起源于中国，是一种游戏、一种运动，也是一种文化。它是一种连锁反应，推倒第一张牌，其余的牌将按照摆放的方式依次倒下，或形成一条长龙，或形成一幅图案。骨牌需要一张张摆下去，它不仅考验成员的体力、耐力和意志力，而且还培养成员的智力、想象力和创造力。码牌时，骨牌可能会因意外一次次倒下；试验阶段，设计好的图形，骨牌也可能倒到半路就夭折了，成员时刻面临和经受着失败的打击。此活动会激励成员遇到挫折不气馁、不退缩，树立信心，鼓起勇气，重新再来的良好精神与品质。

【活动目标】

学会忍耐、专注、执着，坚持到底就是胜利；培养成员不怕困难、不怕挫折的坚韧性。

【心理学依据】

一个人在成长的过程中必然会面临各种困难与挫折，而面对困难与挫折的勇气与坚韧性却不是每个人都具备的。良好的意志品质会帮助人更好地发现自我的潜能、增强内心的力量，从而以正确良好的心态面对困难与挫折。

【活动对象】

6 岁以上。

【活动道具】

多米诺骨牌。

【方法与流程】

指导语：“多米诺骨牌是我们的传统文化之一。中国小伙子刘杨曾成功创造 321197 枚骨牌的吉尼斯纪录。下面我们将通过两个游戏亲自来挑战这一项目。第一个游戏要求每个小组在规定时间内完成指定图形的多米诺效应。第二个游戏将是更具挑战性的人体多米诺。”

活动（一）：多米诺骨牌

1. 分组：培训师将成员分为 2 组，每组 10 人。

2. 每组 50 块多米诺骨牌。两组成员各自围成圈站好。

3. 挑战数字 1：每组成员用骨牌摆放数字“1”，计时 5 分钟，5 分钟后摆放完的小组推倒骨牌，骨牌全部倒下，即为成功。如果 5 分钟后未摆放完或在推倒的过程中没有全部倒下，小组成员共同分析失败原因。对于成功的小组培训师要请他们分享此时此刻的心情和感受。对于未成功的小组培训师要请小组成员自我鼓励，准备下一轮的活动。

4. 挑战数字 8：每个小组用骨牌摆放数字“8”，计时 20 分钟。提示成员在摆放前，每个小组应简要商讨摆放方法，并做好分工。20 分钟后两个小组依次推倒数字，骨牌全部倒下，即为成功。培训师请成功的小组分享此刻的心情和感受，并请未成功的小组共同分析失败的原因。

活动（二）：人体多米诺

1. 设置图形：所有成员围成一圈，面向前方；所有成员双腿打开向前展开席地而坐；前后两人间隔尽量缩小。

2. 报数：从第一位成员开始依次报数，并要求成员记住自己的数字。

3. 规则：所有成员双手搭在前面成员的肩膀上。培训师发布开始口令后，从第一位成员开始报数，报数的同时向后方倒下。成员动作要求：报数同时双臂举起向后翻，身体向后倒下。后面成员要双手托着前面成员的肩膀顺势倒下，并逐渐从对方肩膀上拿开双手，进行向后翻倒的动作。

总结：在两个游戏中，成员们都通过一次又一次的尝试，体验了多米诺骨牌带来的乐趣，同时成员的坚韧性得到锻炼。尤其是人体多米诺，会给成员比较深刻的感触。

【规则与要求】

1. 活动人数：10 人以上。

2. 活动时间：20 ～ 30 分钟。

3. 活动场地：宽阔场地，塑胶操场或草坪为宜。

4. 注意事项：

（1）此活动需要成员的极大耐心和面对挫折的勇气，所以培训师要不断激励成员，同时善于发挥小组团体力量及引导成员进行自我暗示做好活动。

在活动中培训师要不断引导成员体验活动过程中的感受，对于失去耐心的成员，培训师要告诉组员不可埋怨指责，而是要多多鼓励安慰。此活动需要地面平整，所以挑选好场地很重要。活动最后，培训师要请成员把骨牌收集整理好。

（2）对于年龄较小的成员团体，可以减少多米诺骨牌的数量。

（3）人体多米诺骨牌建议 15 岁以上成员参加。

【探索与分享】

1. 活动中遇到困难挫折时你是如何面对的？感受如何？

培训师要重点请成功小组的成员分享成功后的心情，以及中途出现骨牌未完全倒下时是如何面对这个挫折的。对于未成功的小组，培训师也要让他们用自己的方式互相鼓励及自我鼓励。

2. 在活动中遇到困难时是否想过要放弃，感受如何？

培训师要启发成员耐心和坚持的重要性，鼓励成员不怕挫折和挑战，勇敢面对挫折，坚持到底，永不放弃。

活动 63 迷失丛林

【活动简介】

“迷失丛林”活动假设飞机出现突发事故，成员必须在最后有限的时间内做出决定来放弃和保留一些与生命相关的东西。在难以取舍的过程中，成员学会基本的生存技能。

【活动目标】

通过活动提高自我保护的意识，学会基本的生存和求生技能。

【心理学依据】

生存技巧是指在危险发生时能正确运用周围有利因素获得解救的方法。人类在与大自然的抗争中积累了丰富的生存经验。遇到紧急情况，最为重要的是渴求生存的意识，这种勇气、能力、意识是建立在正确的选择和技巧上的，否则一切都是徒劳的。在现实生活中有许多真实的事例告诫人们，掌握必要的生存常识对任何人都是很有必要的。

【活动对象】

15 岁以上。

【活动道具】

“迷失丛林”SOS 方案；专家建议卡。

【方法与流程】

指导语：“你是一名飞行员，但你驾驶的飞机在飞越非洲丛林上空时突发事故，这时你和乘客必须跳伞。与你们一起落在非洲丛林中的有 14 样物品，这时你们必须为生存做出一些决定。在 14 样物品中，先按照你自己的需要和想法把 14 样物品以重要程度先后顺序排列出来，把答案写在第一栏。”

1. 分发方案：培训师把“迷失丛林”SOS 方案发给每一位成员，专家建议为空白。

2. 分组：当成员都完成之后，培训师把成员分为 6 人一组，共 4 组。

3. 规则：各组开始进行讨论，以小组形式把 14 样物品重新按重要程度先后顺序再排列，把答案写在SOS方案的第二栏。

当小组完成之后，培训师把专家建议卡发给每个小组，小组成员把专家建议记入第三栏。对照自己的意见、小组的结果和专家的建议，你有什么发现？对比三种不太相同的结果，你有什么发现？

总结：小组在讨论时会出现意见不一致的情况，但最终通过成员的综合分析做出决定。如何做出决定是成员分享过程的重点。当与专家建议对比时，可能仍会出现分歧，也会出现相同意见，甚至会有成员的选择与专家意见完全一致。

【规则与要求】

1. 活动人数：6人以上。

2. 活动时间：30~40分钟。

3. 活动场地：宽阔场地。

4. 注意事项：培训师在活动过程中要注意讲解各种物品的用途，并让每个成员都有发言的机会，讲述自己选择这一物品的理由。

【探索与分享】

1. 你们小组是以什么办法达成共识的？你自己的选择与最后小组决定不一致时，你是怎么思考问题的？

对比三种不同的结果，培训师要指导成员深入分析结果为什么不同，有哪些道理，从而使他们学到切实可行的方法。

2. 这个游戏对自己的生活学习有什么启示？

这个游戏离成员的实际生活有一定的距离，成员实施时有一定难度，要引导成员学以致用，关键是增加求生和自救的意识，学习一定的方法。

活动64 蚂蚁过河

【活动简介】

蚂蚁属于社群动物，它们的许多行为都是群体完成的，比如储备粮食、过河。“蚂蚁过河”活动设置模拟情境，雨后受困的蚂蚁爬上叶子求生，但叶子有毒液，只有不断地将叶子折起来才能脱离危险。成员在不断缩小的空间里做出抉择。

【活动目标】

通过肢体接触消除成员间的陌生感；尽快认识小组成员，活跃气氛。

【心理学依据】

每个人进入新的环境，由于对周围环境不熟悉，会感到有一些迷茫、困惑和痛苦。新生活环境的好坏直接影响成员对新环境的认同，对自我的肯定，对新学习生活的信心。这一活动正是推动成员的人际交往，通过彼此接触、合作，来加强彼此的了解，使成员消除彼此间的陌生感，建立团体合作意识和集体归属感。

【活动对象】

12 岁以上。

【活动道具】

大叶子；眼罩；面具；秒表。

【方法与流程】

指导语："蚂蚁虽小但团体智慧惊人。遇到小河，首先成群的蚂蚁在河滩上互相紧紧地抱在一起结成一个圆形'蚁球'。蚂蚁越聚越多，蚁球越来越大，然后慢慢向河里滚去。利用水的浮力，半个小时左右，'蚁球'便会滚过一二十米宽的河面，安全抵达彼岸。所有成员现在是暴风雨过后受困的蚂蚁，需要想方设法回到对岸，但幸运的是在水面上漂浮着一片叶子，却又发现叶面充满了毒液，除非大家将叶子翻面，否则又将遭受另一次生命的威胁。"

1. 分组：培训师将成员分为 3 组，每组 6~10 人。活动按小组依次进行。

2. 整组人员集合，站上叶子（即帆布）后由培训师开始宣布规则。

3. 规则：在叶子成功翻面以前，每隔 3 分钟，就有一人因中毒导致失明或无法说话，中毒者由团队自行决定，中毒者自己决定中毒方式，失明的人需要戴上眼罩，无法说话者需要戴上面具。整个过程中要保证所有的成员都在叶子上。

4. 成功地将叶子翻面且用时最少的小组获胜。

总结：蚂蚁的社群行为给人类以启示。成员分享活动感受，将自己的行为与蚂蚁的行为进行比较，与其他组的方法进行比较，与自己组曾尝试的方法进行比较。总结出成功的取得既有合作又有分工。

【规则与要求】

1. 活动人数：6~10 人以上。

2. 活动时间：20~30 分钟。

3. 活动场地：宽阔场地。

4. 注意事项：

（1）所有成员在整个活动过程中都必须站在帆布上。

（2）只要有一位成员的身体的任何部位碰触到地面，就要重来。

【探索与分享】

1. 你觉得活动的关键是什么？

培训师要引导成员发现小组成员互动合作在活动中的重要作用。其实仔细推敲本活动的规则并不是很严格，因此，成员可以不必拘泥于本组内的合作，也可以几个组一起合作完成任务。

2. 在活动中你有什么样的感受？

不太熟悉的成员站在一起，肢体接触可能不太习惯，但陌生感会在活动的过程中逐渐消除，成员之间通过互动逐渐熟悉，并增进了了解，培养了相互配合的默契。

活动 65 羊角跳

【活动简介】

“羊角跳”是模仿骑羊大赛，成员骑到羊角球上由起点跳到终点。活动要求成员运用一定的技巧，并且对体力也是一种考验，因此在活动中成员的意志力得到锻炼。

【活动目标】

激励成员锻炼自己的意志力。

【心理学依据】

在培养成员良好意志品质的过程中，一切外部影响都必须通过成员的自我锻炼才能真正起作用。针对成员的特点，设计羊角跳活动，通过有意义的比赛游戏来培养成员的意志力。

【活动对象】

6 岁以上。

【活动道具】

羊角球；秒表；数字背心；口哨。

【方法与流程】

指导语：“美国德州家畜运动会有骑羊比赛。对于年龄较小的孩子来说骑牛太危险，所以小牛仔们戴着头盔从骑温顺的绵羊开始。大家看到的这个带犄角的大球就是羊角球。我们即将进行的游戏就是骑羊大赛。”

1. 分组：培训师将成员分成4组，每组6人。各组分别穿上4种不同颜色的数字背心。每组领取一个羊角球。

2. 跑道设置：培训师设置好圆形接力跑道，跑道长度建议200~400米。在跑道上选定6个位置作为接力点，让各组成员依次按跑道站到相应的接力点上。培训师指定起点和终点。

3. 规则：培训师吹响口哨，比赛开始，培训师计时。由每组的第一位成员骑在羊角球上用力向前跳，将羊角球传给第二位成员，然后依次类推，直到羊角球传到终点。要求：跳的过程中屁股不能离开羊角球，否则回到起点或接力点重新开始羊角跳。

4. 评比方式：最先到达终点的小组为获胜组。最后到达终点的小组，时间不能超过规定的时间（此处时间限制培训师根据成员和跑道情况自定），否则将受到其他组成员用羊角球捶打的惩罚。

总结：骑羊角球相对骑羊来讲容易得多，但却是有技巧的。成员最大的感悟可能是累，取得成功需要坚强的意志。

【规则与要求】

1. 活动人数：6人以上。

2. 活动时间：20~30分钟。

3. 活动场地：宽阔场地，塑胶操场为宜。

4. 注意事项：

（1）提醒成员在比赛中注意安全。

（2）正式比赛之前可以让成员自己体验一下怎么骑上羊角球最安全，跳得最快。

【探索与分享】

1. 当你在做羊角跳时，你感觉最大的困难是什么？又是怎么克服的？

在向前跳行的过程中，球会不断地弹起，给前进带来阻力，成员掌握跳的节奏，可以很大程度上克服这一困难。同时由于成员身高、体重的差异，屁股不能离开羊角球的活动规则也会造成不同的影响。

2. 是否想到过放弃？是什么让你坚持到底的？

每个成员的感触不同，但成员分享自己在跳的过程中想放弃是怕自己摔伤也是正常的。平衡性掌控不好的成员会出现前后左右趔趄的情况。

3. 整个活动过程你都有什么感受？

活动开始之前可设置简短的尝试时间，让成员体验一下，用什么样的方式骑到羊角球上前行是比较快的。

活动 66 安全逃生

【活动简介】

“安全逃生”活动中，每个成员用线牵着一个小球。要求在规定时间内将其从较小的瓶口中拉出。该活动是对成员在紧急情况下问题解决能力的一种训练。

【活动目标】

培养成员危险情况下不慌张，积极开动脑筋的能力。

【心理学依据】

生活中，安全教育作为一个重要方面，相关的逃生技能是我们必须要了解的。本活动通过假设火灾情境，让成员通过拉小球来学习危险情况下如何沉着应对，并开动脑筋想办法解决问题逃离困境。

【活动对象】

6 岁以上。

【活动道具】

孔球；细线（50 厘米）；瓶子。

【方法与流程】

指导语：“摆在你们面前的瓶子是一间屋子，这间屋子只有一扇门，突然发生火灾，必须迅速逃出去。现在人们都已经聚集到门口，最快逃离现场就会保全性命，否则会有生命危险，我们迅速逃生吧，一、二、三，迅速离开这间屋子……”

1. 分组：培训师将成员分成 4 组，每组 6 人，围成圈站好。

2. 每组按人数分发细线和孔球。将细线拴在每个孔球上，然后将拴好的孔球依次放入每组的一个瓶子中。

3. 规则：在最短的时间内将小球从瓶中拽出来，最先完成任务的小组为获胜组。提示成员整个过程中尽量保持瓶子不倒。

总结：有人曾用该游戏做过小球逃生的实验，慌乱无序是无法成功逃脱的。成功组往往会出现一个领导者，统一指挥拉小球的顺序。重点引导成员分享自己在拉拽小球时的感受。

【规则与要求】

1. 活动人数：6 人以上。

2. 活动时间：20~30 分钟。

3. 活动场地：宽阔场地。

4. 注意事项：

（1）在活动进行过程中，培训师可根据成员接受能力，创设一定的活动情境，如：矿难、爆炸等。

（2）在成员参与游戏过程中，培训师要充分观察每组成员在游戏过程中的反应，以便根据典型情境，引导成员展开讨论。

【探索与分享】

1. 引导成员思考并表达自己的感受。对完成组和未完成组在方法和心态上作比较。

小球逃生的顺序很重要，自动出现的领导者如何调整本组的顺序，成员在接受安排过程中是否愿意服从，都要经历一定的心理调整。

2. 在同组内，成员拽出球的过程中发生了怎样的矛盾与协调过程？

在该过程中是否出现成员因为过于着急而争抢或者指责对方的现象？后来又是怎样解决的？培训师要留心观察成员的自发表现过程，引导成员在遇到紧急情况时，沉着冷静，积极想办法解决问题。

活动 67 四足蜈蚣

【活动简介】

“四足蜈蚣”活动是小组内 6 人为一个整体共同穿越一段路程。这个活动的完成有一定的难度，需要各组成员间的配合，更重要的是需要每个成员耐心坚持才能完成任务。这个活动既能锻炼成员的坚持性，同时还能提高团队的合作意识。

【活动目标】

锻炼成员的坚持性，提高意志力；同时还可以培养合作意识。

【心理学依据】

坚持性是意志力的一个重要内容。要求一个人长时间地保持充沛的精力和顽强的毅力，坚持不懈地行动，以达到预期的目的。因此，锻炼成员的坚持性对于其意志品质的培养是非常重要的。

【活动对象】

12 岁以上。

【活动道具】

数字背心；绳子（5 米）；口哨。

【方法与流程】

指导语："大家知道蜈蚣有多少只脚吗？很多蜈蚣的脚有 35 对、45 对，最多的达到 191 对。今天我们要做个游戏来体验一下四只脚的蜈蚣如何走路。我们每 6 人为一个整体穿越距离 10 米的场地，整个过程中每个组要保持只有四点可以接触地面。各组必须发挥你们集体的智慧来完成这一艰巨的任务，更重要的是靠大家坚强的意志走完全程。"

1. 起始线设置：两根绳子平行放置，相距 10 米。

2. 分组：把成员划分成 4 个小组，每组 6 人。划分小组后，把大家带到场地的起始线后面。

3. 培训师宣布活动规则：6 人作为一个整体穿越场地，队员身体会直接接触，依靠肢体但不能借助外物连接在一起。其中一个关键原则是：任何时候，每组只能有四个点接触地面，这些接触点可以是脚、手、膝盖或后背。如果游戏过程中，哪一组的接触点超过了四个，必须回到起点重新开始。

4. 给每个小组 10 分钟游戏计划时间。建议各组在计划时间内彼此分开，防止相互偷听。

5. 告诉各组游戏过程中有两次口哨声。第一次哨声提醒比赛将在 1 分钟后开始，各组在指定起点做好准备；第二次哨声提示比赛开始。

总结：这的确是一个比较困难的任务。成员可分享他们的聪明计策，也可分享他们的辛苦行程。活动不仅需要大家团结一致，还需要坚强的意志。

【规则与要求】

1. 活动人数：6 人以上。

2. 活动时间：20~30 分钟。

3. 活动场地：宽阔场地。

4. 注意事项：

（1）保证成员在游戏过程中采用正确的抬举技巧。

（2）可根据人数增加活动难度；或者可以设计成难度递增的玩法：开始为 7 人一

组八足蜈蚣，逐渐增加难度至 6 人一组六足蜈蚣、6 人一组四足蜈蚣。

（3）选择草坪或塑胶操场为宜，以防摔跤致伤。

【探索与分享】

1. 游戏过程中各组都采取了什么办法？

由于每组 6 人却要求只能有四点着地，给成员造成很大的困扰。必然有一些成员是需要被扛起来或抱起来的，这时综合考虑性别、体重和力气大小等因素来规划本组“四足蜈蚣”的结构。

2. 起初，你们中是否有人认为这个游戏不能完成？游戏结束后又有什么感受?

每组这么多人数，会有成员感觉到这个游戏不可能完成：首先人数太多，其次距离太长。也难免有的组一直无法搭建起四足蜈蚣，难以前行。也会有些组通过很好的沟通与协商，咬紧牙关一直从起点前行到终点。前者会有挫败感，后者则是满心成就感。此时不妨再给失败组一次机会，并让成功组积极参与到帮助他们的行列中。

活动 68 旋转足球

【活动简介】

“旋转足球”包括不落的气球和旋转足球两个活动。两个活动技巧性都比较强，要求成员不断尝试，在失败中积累经验。

【活动目标】

对成员进行意志考验，引导成员感受自己的情绪变化，培养锲而不舍的精神。

【心理学依据】

良好的意志品质是成员取得成功的重要保证，它可以使成员摆脱来自各方面的干扰，将注意、感知、思维等智力活动坚持下去，对学习中遇到的种种问题敢于探索，勇往直前。通过设置简单而重复的任务，让成员经历意志品质的考验，并懂得如何养成锲而不舍的意志品质。

【活动对象】

12 岁以上。

【活动道具】

气球；足球；打气筒；皮筋。

【方法与流程】

指导语："我们将进行的游戏包括两部分，一个是不落的气球，顾名思义就是让气球保持在空中不落下来，但是要求的方法是用嘴吹气；另外一个活动旋转足球难度有所增加，靠脚腕围成轨道让足球滚动起来。两个活动是对大家意志力的考验，祝你们成功。"

1. 培训师将成员分成 4 组，每组 6 人。

2. 第一个活动：不落的气球

（1）发给每组一只气球，将气球打足气后系好，保证不漏气。

（2）各组围成圈，待培训师发出口令后，开始吹气球。要求：不能用身体任何部位碰触气球，只能用嘴吹出来的气使气球保持不落地。

（3）气球先落地组为败，游戏结束。但要受到惩罚，全组每人做俯卧撑 10 个。

（4）培训师可以根据情况组织几轮比赛。

3. 第二个活动：旋转足球

（1）所有组进行抽签决定参加活动的先后顺序。

（2）组内 6 人围成圆圈，每人右脚后跟着地，脚尖抬起，脚尖与脚尖围成圈，由脚腕组成一个轨道后，将足球放置于轨道上，并使其沿轨道旋转。要求：旋转过程中，成员的脚尖不能落地，球也不能落地，否则均视为失败，每失败一次，扣除 1 个圈数。

（3）在规定时间内，足球旋转圈数最多者为胜。失败者接受惩罚。

总结：通过两个游戏成员既享受到了欢乐，又体验到了锲而不舍的精神。两个游戏看似简单，却需要大家在一次次失误中反复重新开始。

【规则与要求】

1. 活动人数：6 人以上。

2. 活动时间：20~30 分钟。

3. 活动场地：宽阔场地。

4. 注意事项：

（1）时间由培训师根据情况掌控。

（2）最好选择比较平坦的场地。

【探索与分享】

1. 活动中你有什么感受？你认为对自己最大的挑战是什么？

两个活动，尤其是不落的气球，将会给成员带来不少欢笑声。作为小组中的一员，会谈自己成功或失误的原因。针对成员所述，引导其对自己更深层次的认识。

2. 活动中有没有想放弃的时候，是什么让你坚持下来的？

责任分散效应或称旁观者效应，可能会在成员组内出现，它是指对某一任务，如果个体独立完成，责任感会很强，会做出积极的反应。但如果是群体共同完成，面对困难或遇到责任往往会退缩。如果一个成员放弃，会带来一定的连锁反应，整组的成员对成功的信念逐渐淡化，陆续失去斗志，导致游戏失败。

3. 活动取胜最关键因素是什么？

活动的成功受多种因素影响。培训师可结合自己的培训目标做定向引导。

活动 69 打绳结

【活动简介】

“打绳结”包括解绳套和解手链两个小活动。成员在问题解决过程中不断体验成功的乐趣。

【活动目标】

让成员体验独立思考解决问题的乐趣，学会独立思考；同时尝试团队内集思广益。

【心理学依据】

学习能力的培养最重要的是培养成员独立思考的能力和习惯。遇到问题时能够通过思考找到问题解决的方法。这一活动正是要通过游戏的方式让成员体会独立思考解决问题的乐趣。

【活动对象】

12 岁以上。

【活动道具】

绳子（1 米）；音乐光盘。

【方法与流程】

1. 分组：培训师将成员分组，每组 6~10 人。

2. 活动（一）：解绳套

（1）指导语：“很久以前，有一个颇有名气的魔术师，任何难题都难不倒他。一天，有一个很不服气的人出来挑战他。挑战的人给这个魔术师一根绳子，让魔术师两手分别抓住绳子两端，打出一个绳结，前提是魔术师的双手始终不能松开。请你们以小组为单位，帮助魔术师打出这个绳结。”

（2）培训师给每个小组发一根绳子。

3. 活动（二）：解手链

（1）指导语："下面请大家听一段舒缓的音乐，音乐中你可以自由走动，并伴随着音乐的停止而停住脚步。具体规则如下。"

（2）围圈记人：所有成员手拉手围站成一个圆圈，记住与自己左右手相握的人。

（3）自由走动：培训师播放音乐，音乐风格可以是欢快的，节奏感较强的。所有成员打乱顺序，在背景音乐中，成员放开手，随意走动。

（4）音乐停止，所有成员停住脚步，并保持原地不动。

（5）再次握手：寻找原来与自己左右手相握的人，并握住原来的手。

（6）解手链：所有成员手都彼此相握，形成了一个错综复杂的"手链"。播放节奏舒缓的背景音乐，培训师要求大家在手不松开的情况下，用各种方法，如跨、钻、套、转等（但手不能放开），将交错的"手链"解成一个大圆圈。

总结：在解手链游戏中，看着交错的手臂，成员的第一反应是要解开这个结是不可能的，但经过一番努力完成这一过程时，却发现没有想象的那么难。解链的过程要大家在游戏中充分发挥沟通与合作精神，如果只顾自己将会越来越乱。该游戏的结果总是解成一个大圈，无论多少人参加游戏，手臂如何错综复杂，但总是可以解开的。

【规则与要求】

1. 活动人数：10 人以上。

2. 活动时间：20~30 分钟。

3. 活动场地：宽阔场地。

4. 注意事项：

（1）看似特别简单的任务，成员可能会轻视，不把它当回事。培训师要提醒成员这个看似简单的任务，要想快速地完成也是需要团队合作和动脑思考的。要让成员认真对待。

（2）活动二中当出现死结时，观察各成员是如何对待的。鼓励成员认真思考，努力找到问题解决的办法。

（3）活动一中，如果成员找不到答案，培训师最后可以提供参考答案：一名队员折叠双臂，使之交叉于胸前，另一名队员将绳子穿过其双臂形成环，然后将绳子的两端放在他的手上。这样，他打开双臂后会自动形成一个绳结。

【探索与分享】

1. 你们是如何快速找到答案并解决问题的?

培训师在此要引出独立思考的问题，看似简单的问题，要很快找到问题的答案，也需要集中精力，快速动脑。同时还要注意团队成员间的沟通与配合，这是解决问题的关键。

2. 当解开手链的那一刻你们有何感受？

就像一个心结被打开一样，解开的一瞬间大家心里顿时释然。无论是其中自然出现的领导者还是默默配合的合作成员，都会心里一阵欢喜。

活动 70 杯水千斤

【活动简介】

“杯水千斤”活动是由成员自己托起水杯，并体验随着时间的延长对同一杯水重量的感受有何变化。

【活动目标】

转变思维，学会如何面对压力，缓解压力，适应生活。

【心理学依据】

生活中总会遇到各种困难与压力，要想适应这个社会，就需要给自己解压，时刻保持一个积极乐观的心态，微笑面对即将来临的一次次挑战。这一活动就为成员提供了这样一个平台，让成员深入思考生活中遇到的压力问题，学会如何面对压力。

【活动对象】

12 岁以上。

【活动道具】

水杯。

【方法与流程】

指导语：“看我手里的这杯水有多重？大家来猜一下。在下面的游戏中，我将每隔一段时间问大家一遍这个问题，请大家用最简洁的话回答我，例如：600 克。”

1. 所有成员围成圈坐好。

2. 培训师举起一杯水，问成员：大家认为这杯水有多重？成员的回答可能各种各样，500 克、800 克等。

3. 活动规则：每个成员手拿一杯水，举过头顶。培训师开始计时，以坚持时间最长的成员获胜。10 分钟后，询问成员感觉如何？ 20 分钟后，再询问感觉如何？看有哪些成员坚持下来。

4. 20 分钟后，请成员放下手中的水杯，分享彼此的感觉。

总结：看似简单的一杯水，举得越久会感觉越重。就像一直把生活中的压力放在自己身上，最后会感觉难以承担。所以，平时要不断给自己减压，学会放松自己。

【规则与要求】

1. 活动人数：6 人以上。

2. 活动时间：20~30 分钟。

3. 活动场地：宽阔场地。

4. 注意事项：当成员不想坚持，觉得无聊或累的时候，培训师要鼓励成员继续坚持，挑战自己的极限。

【探索与分享】

1. 这个简单的游戏对你有什么启发？

这杯水并没有多大重量，关键是能举多久。这杯水的重量不变，但你举得越久，就会觉得越重。你完全可以先放下，休息一下，然后再举起来，这样就能举得更久。这就像日常生活中我们面对的各种压力。如果一直把压力放在身上，到最后就会觉得压力越来越重，难以承担。不妨先放下来休息一下。

2. 关于压力你有什么调节方法可以分享？

鼓励成员积极分享调节压力的方法，并提取成员达成共识的分享结果。常用的有：运动减压、冥想减压、饮食减压和按摩减压等。

活动 71 塞车

【活动简介】

“塞车”活动中两组成员站在数字喷绘布上，向对组的格子移动，最终两组成员交换位置。本次活动目的就在于不断激发成员思考，拓宽成员的思维，提高问题解决能力，从而开发成员潜能。

【活动目标】

提高问题解决能力，培养成员解决问题的计划性和组织性。

【心理学依据】

潜能是指人具有但是又没有表现出来的能力。任何心理活动都存在着潜能，这些潜能往往能够通过特殊的训练逐步释放出来。因此，可以根据潜能的三大要素，即高度的自信、坚定的意志、强烈的愿望来设计活动激发成员的潜能。

【活动对象】

15 岁以上。

【活动道具】

车道喷绘布；四种颜色的数字（1~7）背心。

【方法与流程】

指导语：“我们大家在路上遇到塞车，最着急的就是如何快速通过。今天这个游戏也叫塞车。同样要求大家在最短时间内完成车位的移动，车牌号就是大家自己身穿的数字背心。”

1. 分组：培训师将成员按 14 人一组进行分组，共分 2 组（如果人数不够，可将车道喷绘布按格子折叠，以减少格子数）。

2. 培训师取出其中两种颜色的背心，让一组成员闭上眼睛每人随机抽取一件；再取出另外两种颜色的背心，让另一组成员以同样方式抽取背心。同组中持同种颜色背心的成员组成一小组，每小组 7 人，每人背心上的数字即为该人的牌号。

3. 将喷绘布呈一字型在地上铺开，让成员全部站在布上，留中间一个空格不站人。

4. 成员分成两边相对而站，通过中间的空格进行移动。移动的方式是只能前进一格或跳一格，不能后退，只要有人后退就要重来。（见塞车初始位置示意图）

5. 完成两边人的互换，并且大家维持同一个方向。

6. 前进的方式只有二种，其一：如果你所在位置的前面一格是空格，可以向前移动一格。其二：如果你所在位置的前面有一个队员，并且在这个队员前面还有空格，那么你可以越过这个队员到达空格位置。

7. 活动进行过程中，所有队员不允许说话。

7	6	5	4	3	2	1		1	2	3	4	5	6	7
♥	♥	♥	♥	♥	♥	♥		♥	♥	♥	♥	♥	♥	♥

7	6	5	4	3	2	1		1	2	3	4	5	6	7
♥	♥	♥	♥	♥	♥	♥		♥	♥	♥	♥	♥	♥	♥

塞车初始位置示意图

8. 培训师宣布规则：本次活动的任务是请方格两边的成员面对面相对而站，通过中间的空格进行移动。移动时请注意，每人只能前进一格或跳一格，不能后退。移动过程中如果有人发现自己到了无路可走的地步，所有队员必须回到起始位置，重新开始游戏。活动的最终目标是要完成方格两边人的互换，并且每人保持和原来相同的牌号顺序和方向。

9. 培训师给每组成员 5 分钟的练习和讨论时间。5 分钟后，两组开始比赛。

10. 完成换队用时最少的那组将获胜。

总结：活动的顺利完成，或者日常学习和工作的完成，首要的是确定方向，然后选择正确方法。而如何制定好正确的方法，不仅需要统观全局还要注意细节，关注到其中每一位成员的特点。

【规则与要求】

1. 活动人数：14 人以上。

2. 活动时间：30~40 分钟。

3. 活动场地：宽阔场地。

4. 注意事项：

（1）为了不让两组成员在解决问题时互相干扰，培训师可以将两条马路之间的距离稍微加大，或者提醒两组成员讨论时声音稍微小点。

（2）考虑到本活动道具可重复利用，培训师请成员脱掉鞋子踩在上面，以确保干净卫生。

（3）培训师要注意保护好成员的自信心，根据成员解决问题能力的高低，自行调整每组人数，以降低或增加游戏难度。

（4）当成员一直不能移动时，培训师可参考附件中的移动步骤图稍作提醒。

【探索与分享】

1. 你们在活动中遇到了什么问题？是什么因素影响活动进展的？你们又是如何想办法解决的？

培训师重点引导成员理解到：游戏前的计划性和组织性是非常重要的，而贸然行动必然会带来一些问题；当问题出现时，要冷静下来，理清思路，拆分问题，找到问题的症结所在，问题也就迎刃而解了。

2. 当大家成功换位之后，有哪些感受？

重点在于引导成员体验到：每个人的潜能是无限的，只要勇于尝试，多加思考，打破常规，最终会发现每个貌似复杂的问题背后其实存在简单的解决规律。

活动 72 夹球接力跳

【活动简介】

“夹球接力跳”活动要求成员用腿夹球穿越有障碍物的场地。该活动将给成员一次直面困难、挑战困难的机会，帮助他们学会在困难面前鼓起勇气，坚定信心，提高耐挫力。

【活动目标】

培养抗挫折能力，提高耐力和体力，培养自信心，增强勇气。

【心理学依据】

人生旅途中不总是一帆风顺的，难免会遇到各种困难和阻碍。正所谓“不经历风雨，怎能见彩虹”。面对困难，个体只要调整好自己的心态，保持冷静，客观分析，善于从失败中学习，最终一定能化失败为成功之母。

【活动对象】

6 岁以上。

【活动道具】

滑冰障碍；绳子（10 米）（颜色不同）；气球；口哨；秒表。

【方法与流程】

指导语：“这里马上要开始一场夹球跳过障碍物的接力比赛，每组各派出一名队员用腿夹住球，在自己跑道上从起点开始，跳过 10 个滑冰障碍，到达终点后将球传给另一位队员，这位队员同样用腿夹着球跳过溜冰障碍，将球运回起点，再传递给下一位队员，依次进行，直到各组最后一位队员将球传到起点为止。”

1. 场地设置：培训师事先选择好一块平整的场地，最好是运动场，用两根绳子分别在场地上标记出比赛的起点和终点。起点和终点间的距离为 10 米。在起点和终点之间用粉笔竖着画出 4 个跑道，并在每个跑道上等距离放上 10 个滑冰障碍物。

2. 分组：培训师将成员按 6 人一组进行分组，共 4 组。

3. 培训师让参赛各组在对应跑道的起点和终点各站 3 人。

4. 传球规则是：每个人自始至终要用腿夹住球，不允许球落地，也不允许夹破了球；在跳跃过程中和传球时都不允许用手或胳膊碰触球；每位队员必须从滑冰障碍物上方跳过，不能碰倒滑冰障碍物。如果哪个小组犯规，用手碰触球、球落地或被夹破，或者碰倒滑冰障碍物，该小组都必须回到起点，重新开始游戏。

5. 大家做好准备后，培训师吹响口哨，比赛开始：在起点处的成员奋力向终点跳去，只有该成员到达终点并与站在终点处的成员击掌后，终点处的成员才可开始向起点处跳去，依次类推，直到所有的成员都完成跳跃，活动结束。

6. 传球用时最少的小组获胜。

总结：成功到达终点需要成员的体力和耐力。在行进过程中球不断掉下来，有时也会被障碍物绊倒，但是成员们都没有放弃。通过成员对活动感受的分享，来激发他们抗挫折能力。

【规则与要求】

1. 活动人数：6 人以上。

2. 活动时间：20~30 分钟。

3. 活动场地：宽阔场地。

4. 注意事项：

（1）蹦跳的过程中，请注意保护成员的安全。如果可以的话，尽量在有塑胶垫的场地上或者草地上开展此活动。

（2）培训师也可以根据需要适当降低或加大难度，比如，可以将气球换成沙滩球或者网球等。

【探索与分享】

1. 当你们小组因为犯规而不得不重新开始时，你有哪些感受？

失败之后重新站起来之所以比较困难，是因为失败的观念已成为一种思维阻力，将原来的困难放大。

2. 是什么因素促使你完成任务的？这个活动对你的实际生活有哪些指导作用？你有哪些感悟？

通过以上问题，培训师重点引导成员明白成功是要经得起挫折的，人生道路上充满荆棘和坎坷，谁都无法逃避，我们需要做的就是当困难来临时，勇敢地面对它，要有战胜困难的决心和信心，同时提高自己的耐挫能力。

活动 73 野战军

【活动简介】

“野战军”活动中所有成员作为传球手，穿越不同类型的障碍场地，完成投球。小组成员在合作中体验历经艰辛而成功的乐趣。

【活动目标】

引导成员感受完成小事的过程，体验如何克服浮躁和不耐烦的情绪，培养锲而不舍、持之以恒的品性。

【心理学依据】

成功之道贵在持之以恒。“滴水穿石——非一日之功”，若要水把石穿过只有持之以恒地努力才能获得成功。徐特立曾经说过：“对青年人，学习最重要的是一个‘恒’字，青年人好学，但往往不肯下苦功。”现实生活中很多成员又何尝不是这样，如果他们能够像马克思、达尔文、哥白尼一样具有持之以恒的精神，就一定会在学习中进步，在进步中成长。可见，持之以恒对我们青年成员来说是多么重要。

【活动对象】

12 岁以上。

【活动道具】

篮球（或沙滩球）；绳子（10 米，2 米）（两种颜色）；眼罩；地垫；匍匐网；塑料筐。

【方法与流程】

指导语：“我们的队伍向太阳……今天我们化身解放部队野战军，来完成投球任务。其间要经历蒙眼转圈、匍匐前进、摸石头过河、传球等环节的考验。大家相互配合，并认真做好各自负责的环节，才能保持整体的优势。”

1. 场地设置与人员位置安排：培训师事先选择好一块平整的场地，最好是运动场，用两根白绳子分别在场地上标记出比赛的起点和终点。起点和终点间的距离为 10 米。第一传球手站在起点外，起点位置放置两个塑料筐，一个是有球筐，筐内球用来传递；一个做投球筐，活动开始前内空无球；在离起点 3 米处有一个匍匐网，网有 4 米长，网两端分别站有 2 名成员，依次是第二、第三传球手；在离匍匐网 3 米远处有一条河，用 2 根绳标示出来，河边放有 2 块地垫；最后一位成员，即投球手站在终点处。（见“野战军”场地设置见示意图）

2. 分组：培训师以 4 人一组进行分组，共 6 组，轮流进行比赛。

3. 参赛小组成员内部协商，最终决定每个人的位置。

4. 培训师待参赛成员就位后，开始宣布游戏规则：本次游戏任务是各参赛小组在 5 分钟内，完成接替投球。其中每位成员的任务分别是：第一位传球手，在原地带着眼罩捏着鼻子作大象样转 5 圈，然后从球筐里拿出一个球，跑到指定的地方把球送到第二位传球手手中；第二位传球手需带着球匍匐穿过匍匐网，把球传递给第三位传球手；第三位传球手得依靠两块石头（地垫）过河，把球传给投球手；由投球手将球投入位于起点处的塑料筐内。

5. 各组轮流比赛。

6. 在规定时间内，投入塑料筐的球最多的那组获胜。

总结：经历野战军的训练，成员更多体会到作为一个整体，各个环节密切配合对成功的重要性。成员可以分享自己所经历的游戏环节带来的感受，也可以从总体上进行分析。

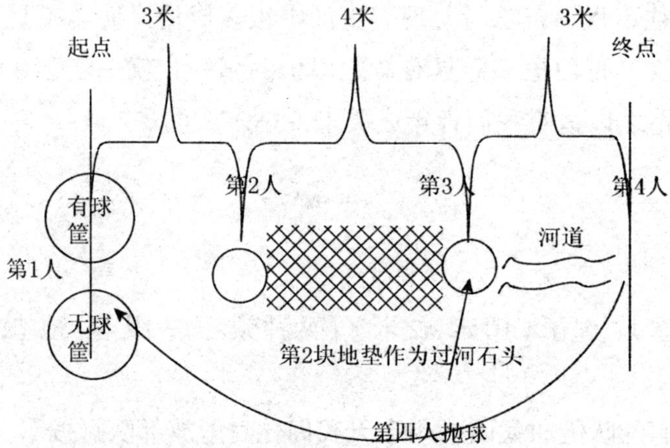

"野战军"场地设置示意图

【规则与要求】

1. 活动人数：6 人以上。

2. 活动时间：30~40 分钟。

3. 活动场地：宽阔场地，塑胶操场为宜。

4. 注意事项：

（1）活动前培训师提醒成员要穿运动装，不能穿低胸上衣和裙子。

（2）培训师可以根据实际需要，自主调整各传球手之间的距离，也可根据难易程度的需要，自主调整匍匐网的高低。

（3）为了提高成员的参与度，培训师可以请 4 位成员来做"人柱"，撑开匍匐网，也可以将匍匐网用绳子绑定在树上。

（4）培训师也可以通过自行制定规则来提高或降低难度，比如允许成员穿越匍匐网的时候触网，或者不允许触网。

【探索与分享】

1. 在活动中你遇到了什么困难？你是否想过放弃？是什么因素促使你坚持完成任务

的？

游戏设置每个环节的任务不同，一定程度上更能激发成员对自己所负责的活动环节的责任感。如果所有成员任务相同，难免会有人出现责任感降低的现象。

2. 活动过程中你体会到什么心情？先后有什么变化吗？你是怎么克服的？

通过以上问题，培训师引导成员意识到成功并不一定与智力水平的高低有关，有时候有点耐心，坚持下去就能获得成功。

活动 74 火山取水

【活动简介】

“火山取水”活动假设成员处于火山爆发之后的危险情境中，所有成员在有限的时间内，通过一定的方法取水。通过活动，培养成员的责任感，并学会关爱生命。

【活动目标】

培养爱心、责任感和奉献精神，懂得珍惜生命，关爱自己和他人。

【心理学依据】

“只要人人都献出一点爱，世界将变成美好的人间。”人生道路上一路走来，谁都会遇到一些大大小小的坎坷，天灾、人祸也偶有发生。面对灾难，我们能做的就是大家团结起来，群策群力，互相关爱，互相珍惜，只有这样，我们每个人才能更长久地拥有健康和幸福。

【活动对象】

15 岁以上。

【活动道具】

绳子（30 米）；滑冰障碍物；塑料桶；矿泉水瓶；塑料杯。

【方法与流程】

指导语：“你们这个探险队到一个遥远的藏宝之地探险，探寻一座位于孤岛深处的活火山。几个月后，你们带来的饮用水都已用尽，正当你们刚找到一处水源时，不幸的事情发生了，火山突然爆发，水源周围全是岩浆。而且刚才为了逃命，你们不小心把身上带的所有行李都丢了，只剩下一根绳子和一个桶子。生命危在旦夕，现在唯一的求生之道就是你们得设法从水源取到水，来延续生命，才能得到救援。要求在保障安全的前提下，毫不洒漏地将水全部取出，然后盖好矿泉水瓶瓶盖，将水瓶放回原处。你们可用的工具只有绳子和塑料杯。记住，如果碰触到岩浆，就会立即致人烧伤甚至死亡。你们的时间只有10分钟，10分钟后，每隔1分钟就会有一位人员死亡。祝你们好运！”

1. 场地设置：培训师事先选择一块空地，分别用20个滑冰障碍物围成两个直径约4米的圆圈作为火山区，并分别在圆圈的中心处各放置一桶水。

2. 分组：培训师将成员按10人一组进行分组，共2组。

3. 培训师分别发给各组绳子1根、塑料桶1个、塑料杯1个。

4. 两组各自商量取水的办法，先取到水的那组获胜。

5. 如果时间允许，为了让更多的成员有机会亲自体验游戏，培训师可以在队员成功完成1次取水后，换不同队员再次取水。

总结：用一两句话对学员进行任务点评，鼓励每一个学员谈谈自己的感受，并对发表的意见给予肯定。引导成员对讨论、决策、执行的各个环节进行分析，结合实际分享团队分工的意义。

【规则与要求】

1. 活动人数：10人以上。

2. 活动时间：30~40分钟。

3. 活动场地：宽阔场地。

4. 注意事项：为了避免不必要的伤害，请尽量选择在有塑胶垫的场地或草地上开展活动。另外，成员在拉绳子时，培训师要提醒成员注意安全，别勒伤了手。

【探索与分享】

1. 大家是怎样想到解决问题的办法的？取水人是怎样选出来的？当你被选为取水人时的感受如何？

在资源有限的情况下成功取水需要一定的策略。如果活动人数太多或取水人员体重较大时，可适当缩小“火山区”。

2. 取水人在取水的过程是否害怕过？是什么力量促使你勇敢地坚持到最后？

取水人是要被绳子吊起来并悬在半空中的。因此该角色的心理安全感一定是很高的，才能担当取水重任。

3. 当取水人成功取水回来，取水人有什么感受？其他人员有什么感受？

通过以上问题，培训师重点引导成员懂得珍惜生命，关爱自己和他人，在灾难面前要勇敢，要有奉献精神。

活动 75 孤岛求生

【活动简介】

“孤岛求生”活动中，成员分别被困在珍珠岛、哑人岛和盲人岛 3 个岛上，各岛成员按照任务书完成任务。通过活动帮助成员树立正确的观念与责任意识。

【活动目标】

激发成员建立全局观念，培养乐于助人、互帮互助、无私奉献的精神，懂得个体利益与集体利益的关系；同时培养成员的责任意识。

【心理学依据】

在发展性教育的思想下，素质教育就是要以德育为核心，以培养成员的创新精神和实践能力为重点，培养“四有”的德智体美劳全面发展的社会主义事业建设者和接班人。也就是要通过教育让成员“学会做人”。因此，如何引导成员树立正确的世界观、人生观、价值观，让成员具有良好的道德品质和现代意识是当今教育的首要目标，是社会发展总目标的基本要求。

【活动对象】

15 岁以上。

【活动道具】

塑料桶；网球；任务卡片；眼罩；口罩；大小不等的帆布；木板；水笔；写字板；板擦。

【方法与流程】

指导语：“电影《荒岛余生》讲述了一个联邦快递公司员工在南太平洋上空遇难坠机流浪到荒岛的故事。今天我们也来感受一下，假如有一天我们落到孤岛上，该如何面对各种情况的发生。”

1. 场地设置：培训师先选好一块平整的空地，将 3 块大小不等的帆布在空地上铺好，按从大到小的顺序依次表示珍珠岛、哑人岛和盲人岛。3 块帆布铺在一条直线上，彼此间的距离在 5 米左右；然后在珍珠岛与哑人岛之间、哑人岛与盲人岛之间分别铺一块方形帆布，以表示两个小岛。

2. 分组：培训师将成员按 8 人一组进行分组，共 3 组。

3. 培训师将三组成员分别带到三个不同的岛屿上：让哑人岛上的人戴上口罩，并告诉他们：“从现在开始你们就成了哑人，任何人不许从嘴里发出声音，如果违反规定，将进行‘惩罚’（如只要有人说话，所有的哑人要做俯卧撑等）。你们周围是湍急的激流，请你们注意安全。”告诉珍珠岛上的人说：“你们周围是湍急的激流，请注意安全。”让盲人岛上的人戴上眼罩，并告知他们：“周围是湍急的激流，请注意安全。在活动期间任何人的手不得触碰眼罩，否则予以重罚。”培训师在盲人岛附近放一个桶，并将两块 2.5 米长的木板放在盲人岛边上。

4. 培训师告诉所有队员三个岛屿之间的距离是数千海里，彼此都听不到喊叫声。

5. 培训师给每组发任务书。培训师将珍珠岛任务书、水笔、一块写字板发给珍珠岛上远离其他岛方向的那个队员；将哑人岛任务书发给哑人岛上的一人；最后将盲人岛任务书悄悄塞到一名盲人岛上的队员手里，并将网球分别发给不同队员。

6. 培训师宣布活动开始，要求各岛上的成员完成手中任务书上的任务，并强调 30 分钟后，海水将淹没哑人和盲人所在的岛。

总结：三个岛屿上三种角色，各有感触。开始整个场面会混乱不堪，盲人岛拿了任务书却因为眼睛被蒙住而不知该做什么；哑人岛会猜测盲人岛到底在做什么，为什么一直没有动静，而在哑人岛上又不能大声呼喊告诉他们。情急之下跳下水后，被冲到盲人岛上；珍珠岛上的人是最幸福的，可以拿着自己的任务卡有说有笑地进行，却最容易忽略另外两个岛上的成员。游戏成功的关键有两个：一是对任务卡的分析判断；二是对整体团队的领导。

【规则与要求】

1. 活动人数：10 人以上。

2. 活动时间：30~40 分钟。

3. 活动场地：宽阔场地。

4. 注意事项：

（1）重点注意监控盲人岛上的队员，在等待救援时，及时提醒他们注意自己在岛上的位置，不要掉下去。

（2）提醒盲人在摘眼罩时，要先闭眼再摘眼罩，捂住眼睛后再慢慢睁开眼。

【探索与分享】

1. 你做完这个游戏后最大的感受是什么？

由于活动是有时间限制的，而且分别安排在珍珠岛、哑人岛、盲人岛上的成员还各有限制：哑人岛上有两块木板，上面的人不能说话；盲人岛上的人双眼被蒙，看不到任何东西；珍珠岛上的人是正常人，没有限制条件。这种安排很容易导致游戏开始时出现哑人岛与盲人岛上的成员不知所措，而珍珠岛上的成员忙得不亦乐乎的现象。各岛上的成员很容易忽略大家真正的任务是把所有人集中到珍珠岛上。任务卡上的每句话都需要较强的分析判断能力。

2. 日常学习和生活中有没有类似的“孤岛”问题？怎样解决？

通过以上问题，培训师重点引导成员要顾全大局，不能只局限于个人或眼前利益；要将生命置于其他事情之上；懂得个人与集体的利益关系，将集体利益放在个人利益之前。

本书活动所需道具介绍

为帮助心理学工作者更好地组织心理拓展活动，北京成均教育科技发展中心参照《心理拓展实务》一书中的活动方案，搜集整理活动所使用的道具，研发了与《心理拓展实务》配套的产品——心理拓展活动包。

心理拓展活动包，包含开展活动所需的重要道具及音、视频资料，道具精心包装，便于查找。部分道具示例如下：

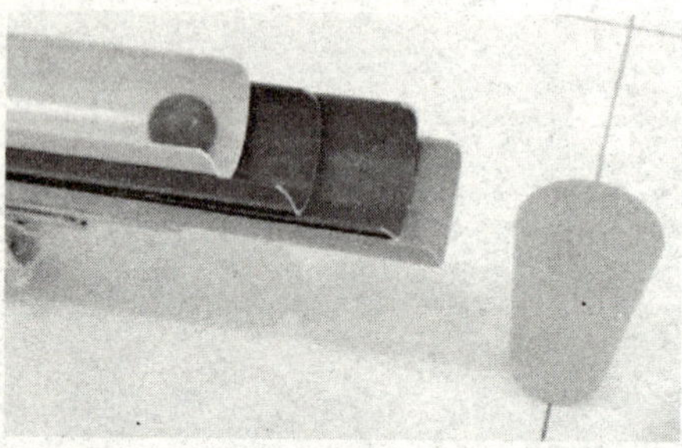

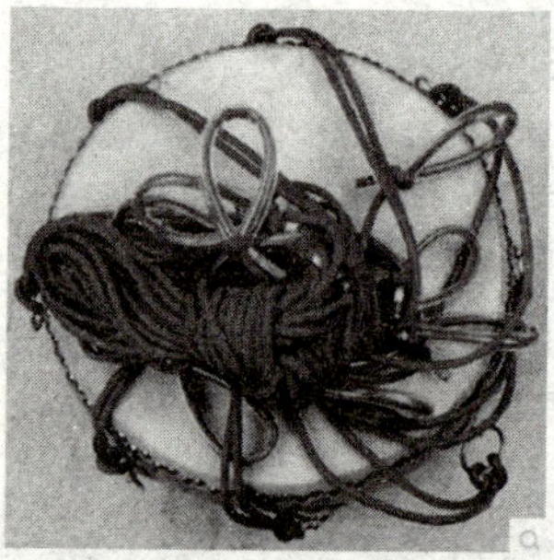

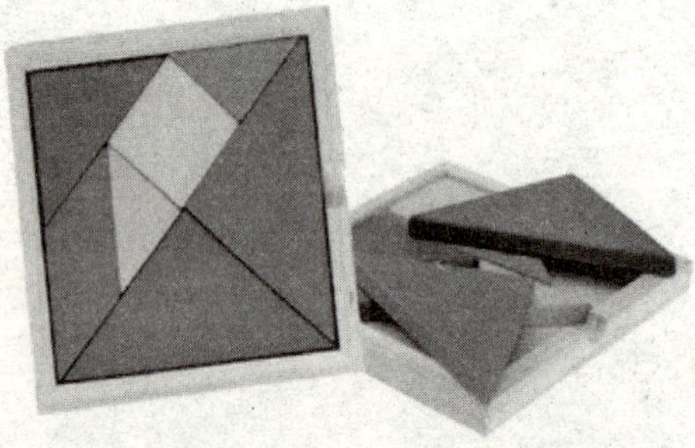

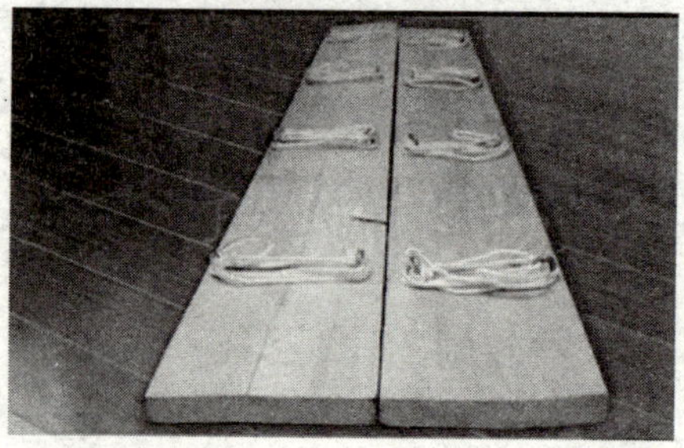

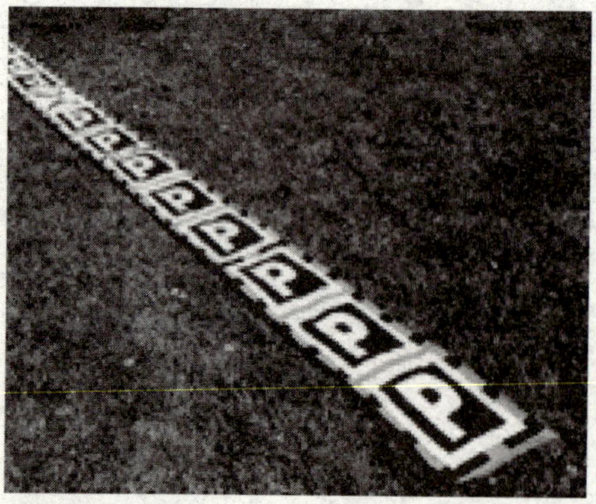

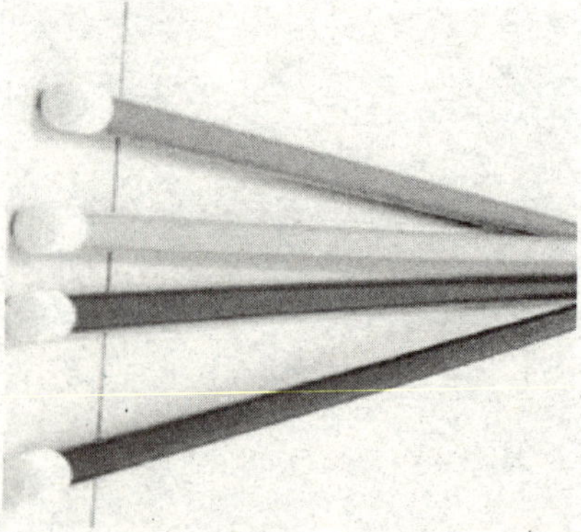